新型コロナから見えた日本の弱点

国防としての感染症

村中璃子

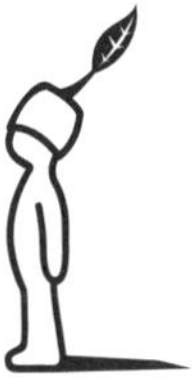

光文社新書

はじめに

「僕はリバプールで育ち、ハンブルクで大人になった」

ビートルズのメンバーの１人、ジョン・レノンの言葉だ。

ドイツ、ハンブルク市のレーパーバーンは、無名時代のビートルズが演奏していたことで知られる繁華街である。１９６０年8月17日、クラブ「インドラ（Indra）」で初めてのライブを行なったのを皮切りに、不法滞在でドイツを強制退去させられるまでの約2年、ライブ活動を行ない人気を博した。

このレーパーバーンから１００メートルほど南のエルベ川沿いの一画に、新旧２つのＢＳＬ４（バイオセーフティレベル４）ラボを持つベルンハルト・ノホト熱帯医学研究所がある。

ＢＳＬ４ラボとは、エボラ出血熱やラッサ熱など最高レベルの危険性を持つ病原体を扱うための安全基準を満たした研究実験施設のことである。

　１９００年、ベルンハルト・ノホト熱帯医学研究所は、ドイツ最大の港湾都市ハンブルクに各国から持ち込まれる熱帯病の管理を目的としてつくられた船員・港湾病院に始まる。その後、病棟機能はすべて5キロほど北側の高級住宅街エッペンドルフにあるハンブルク大学病院に移され、現在では、渡航ワクチン外来以外の臨床機能は持たない熱帯感染症の研究施設となっている。

　19世紀、インドやアフリカとの交易が盛んになったヨーロッパは、コレラの流行に見舞われるようになった。１８００年代初めには、英国人医師エドワード・ジェンナーによって考案された天然痘ワクチンが経験的に使用されていたものの、微生物によって伝染する病気である「感染症」の概念は長らく仮説だった。

　その後、ドイツ人医師ロベルト・コッホは１８７６年に炭疽菌《たんそきん》を培養、１８８２年に結核菌を発見した「感染症学の祖」として、一躍ドイツ（当時、プロイセン王国）のスターとなった。

1892年、19世紀中頃から小規模なコレラ流行を経験していたハンブルクにコレラが流行すると、対策の指揮を執《と》るべくハンブルクに派遣されたコッホは、ハンブルク市議会に徹底した公衆衛生対策を提言した。

1892年のコレラ流行では、1832年、1848年などに起きた流行とは決定的に違っていた事情があった。それは1884年にコッホがインドでコレラ菌を同定し、コレラも感染症の一つであることが確定したことで、流行拡大を防ぐための有効な手段がはっきりと分かっていたことだ。

しかし、海外との貿易が盛んなハンザ同盟都市だったハンブルクは、プロイセン王国から独立した「自由都市」であり、自治権があった。商業ブルジョワジーに牛耳られた議会は、コッホら医師たちの助言を無視し上下水道の整備にかかるコストを渋り、検疫や消毒の徹底によって貿易が滞ることを恐れていっさいの公衆衛生対策を取らず、予防はすべて自己責任とすることを議決した。

「わたしはヨーロッパにいることを忘れてしまう」

インドでコレラを見つけたコッホがこう嘆いたという決議により、ハンブルクは6週間で約１万人のコレラによる死者を出すことになった。有効な公衆衛生学的対策を講じた他のヨーロッパの都市は、コレラが入ってきても流行はせず、ほぼ無傷だったにもかかわらず。

これが公衆衛生史に名を馳せた「大失策」、ハンブルクのコレラ流行である。

ベルンハルト・ノホト熱帯医学研究所は、この経験を反省して作られた施設だ。以来、ハンブルクではコレラの流行を一度も見ていない。

そして今わたしは、このヨーロッパで３番目に古い熱帯感染症研究施設であるベルンハルト・ノホト熱帯医学研究所で働いている。

２０２０年２月、コレラを克服したハンブルクに、新しい病原体が上陸した。２０１９年に中国の湖北省武漢市で発生した新型コロナウイルス（ＣＯＶＩＤ‐19）だった。

この街の新型コロナの第１号感染者は、奇しくも、ハンブルク・エッペンドルフ大学病院（ＵＫＥ）の小児科医だった。２月末、イタリア旅行から戻って発熱した医師を検査すると、新型コロナ陽性だった。濃厚接触のあった医療スタッフや外来患者は自宅隔離を命じられ、入院患者は経過観察となった。ＵＫＥには、ベルンハルト・ノホト熱帯医学研究所の入院病棟もあり、わたしのチームメイト３人も「ＵＫＥ ＣＯＶＩＤ-19チーム」の一員として、患者の治療に当たることになった。

１２８年後にメルケル氏が下した決断

２週間後、ドイツは大きな決断を迫られていた。

決断の中身は意外にも、ハンブルクで１２８年前にコレラが流行した時とよく似たものだった。

ドイツ各地で始まっていた新型コロナ流行の予防策として、自己責任に任せるのではなく都市機能のすべてを麻痺させる「ロックダウン（都市封鎖）」を行なうかどうかだった。

わたしたちは、家族を訪ねる、仲間と食事をする、恋人に会う、買い物に行く、音楽や芝居に行くといった行動を、誰かに許しを請うまでもない当たり前のこととして、自由に行なっている。

しかし、これら当たり前の行動は、民主主義の中で個人としての自由を保障されているからこそ行なうことができる。一方、個人としての自由は、それを行使することが公共の福祉を脅かす場合には、国家など公的権力による制限を受けることもある。ロックダウンは、国家による個人の自由の制限を意味した。

1892年のハンブルクのコレラ流行は、ハンザ同盟の豪商たちが、インドやアフリカとの貿易の自由を、公共の福祉を目的とした公衆衛生政策よりも優先させたがために起きた悲劇だった。医者たちの間では、今回も公衆衛生政策が個人の自由よりも優先されるのは当然という考えが強かった。

しかし、東ドイツで育ったドイツのアンゲラ・メルケル首相にとって、公的権力によって個人の自由を制限することは、秘密警察「シュタージ」による監視と密告の社会を思わせた。公的権力による安易な自由の制限は、国民の自由を存立基盤とする現代の民主主義国家においては絶対に行使すべきではないものだった。

その思いの強さは、いつもならドイツと経済的なつながりの強い中国を否定することのないメルケル氏が、香港や台湾の問題などになると厳しいコメントを発することから見ても明らかだろう。

一方、メルケル氏は、東ベルリンの科学アカデミーで研究者として働いていたという異例の経歴と物理学の博士号を持つ科学者である。

彼女がアドバイスを仰いだのは、ウイルス学者でベルリン・シャリテ大学病院ウイルス学研究所の所長、クリスティアン・ドロステン氏だった。

若き日のドロステン氏は、２００３年、わたしが勤めるベルンハルト・ノホト熱帯医学研究所で、後述するシュテファン・ギュンター氏と共にＳＡＲＳ（重症急性呼吸器症候群）ウイルスを発見した人物として知られている。

3月17日にEUの新型コロナ対策会議の議長に指名されたドロステン氏は、感染者は少なく医療キャパシティにも余裕のあったドイツも、ウイルスが広がる前に今すぐロックダウンすべきだと強くアドバイスした。

3月18日、世界中で高く評価されたメルケル首相の演説と共に、ドイツは全国的なロックダウンに踏み切った。

「こうした制約は、渡航や移動の自由が苦難の末に勝ち取られた権利であるという経験をしてきたわたしのような人間にとって、絶対的な必要性がなければ正当化し得ないものなのです。民主主義においては、決して安易に決めてはならず、決めるのであればあくまでも一時的なものにとどめるべきです。しかし今は、命を救うためには避けられないことなのです」

「わが国は民主主義国家です。わたしたちの活力の源は強制ではなく、知識の共有と参加です」

ＥＵで最初にロックダウンに入ったが医療崩壊に歯止めが利かず１００万人当たり約５７２人の死者を出したイタリアとは対照的に、ドイツの人口当たりの死者数は、１００万人当たり約１０８人と西ヨーロッパ一少なかった。

もっとも、ロックダウンをしなかった日本の死者数は、１００万人あたりたったの７・５人だったのだが（6月20日時点）。

日本での感染拡大に立ち会う

２０２０年の５月、空っぽの羽田空港からマスクをして深夜の飛行機に乗り、減便のため恐ろしく接続の悪いドイツの国内線を乗り継いで、わたしはハンブルクに戻ってきた。

２月初めから仕事のため２週間の予定で日本に戻っていたが、新型コロナが日本で流行し始めたのを見て、上司にもうしばらく日本滞在を延長して流行を見届けさせてくれないか頼んでいたのだった。

以前、わたしは世界保健機関（ＷＨＯ）の西太平洋地域事務局で、鳥インフルエンザと新型インフルエンザの対策に携わっていた。新興感染症と呼ばれる、人類が未経験で誰も免疫を持っていない、ワクチンも医薬品も存在しないウイルスの出現を監視したり、流行に対応したりするチームでの仕事、いわゆる「パンデミック傾向のある病気（pandemic-prone disease)」を扱う仕事である。

日本に帰国する直前の１月末、ベルンハルト・ノホト熱帯医学研究所で毎週行なわれている抄読《しょうどく》会（論文を読んで内容を紹介し、検討する会）は、わたしの担当だった。世界に先駆けて中国から発表されたばかりの超一流医学雑誌『ランセット』と『ニューイングランド・ジャーナル・オブ・メディシン』に掲載された２つの論文を選んで紹介した。

　新ウイルスの出現に、ＷＨＯでの経験や再生産数の話を交えながら少し興奮気味に話すわたしに、同僚のひとりは「でも中国の武漢の話だよね。直行便も飛んでいないハンブルクには関係のない話でしょ」と笑った。別の同僚は言った。「実効再生産数は、アウトブレイクの進行につれて変わり続けるものだから、麻疹やインフルエンザと比較して言われている今の数字は当てにならないよね。新型インフルエンザを覚えている？　結局、感染者は何人で、基本再生産数はいくつなの？」

　実効再生産数とは、ある病原体が１人の感染者から平均何人にうつるかを示す数値で、流行状況の目安だ。実効再生産数が１なら平均で患者１人が接触者１人に感染させることを意味し、１以下なら流行は収束に向かっていることを意味する。ドイツをはじめ多くの欧米諸国は、人口当たりの感染者数ではなく、この実効再生産数に注目し、ロックダウン（都市封鎖）の解除や再ロックダウンの目安としてきた。

　これに対し、基本再生産数とは、ロックダウンやワクチンなどの予防手段を一切取らない場合、１人の感染者が何人に感染させるのかを示す数値である。

　この時点では、同僚のどちらのコメントも、もっともだと思っていた。

＊　＊

４月７日、日本でも緊急事態宣言が発表された。

わたしは、２月の終わり頃から東京や大阪のテレビに時々出るようになっていたが、東京と大阪の間の移動も制限されるようになり、一面ガラス張りのテレビ局の控室から咲き乱れる大阪城の桜を見たのを最後に、大阪に行くこともなくなった。それからは東京のスタジオから中継で大阪のテレビに出たり、東京のテレビ局の番組であっても、局内の別室や別スタジオから中継で出演するようになった。

４月の終わり、ドイツはロックダウンの段階的解除を行なうことを発表した。日本では、５月６日までとされていた緊急事態宣言が、最初から決まっていたかのように延長と決まった。

ところが、５月５日、大阪府は独自の基準で緊急事態宣言を解除することを発表した。

それを聞いたわたしは、５月いっぱいまで毎週出演することの決まっていたテレビ番組に出演辞退を告げ、ハンブルク往きの飛行機をとった。

全国の実効再生産数は４月10日時点で０・７、東京では０・５。緊急事態宣言の効果を待つまでもなく東京を含むすべての都道府県で、流行は明らかにピークを過ぎていた。これからは番組でも新型コロナを、医療の問題ではなく、社会や経済の問題として扱うことになるだろうと判断したからだった。

久しぶりのドイツで見た光景

久しぶりのハンブルクは季節が巡っていた。

夜に支配されていた街は、昼の支配する街に変わり、昼はいつまでも終わらなかった。３カ月前、乗り換えの飛行機を待つミュンヘンの空港でマスクをしているアジア人を奇異の目で見ていたドイツ人は、空港からの電車の中、全員マスクをしていた。

しかし、湖ぞいの公園で太陽を楽しむ人たちの中に、マスクをしている人はいなかった。ハンブルクには、街の中心にある大きな湖「アルスター」に加え、いくつもの小さな湖や沼がある。街じゅうに運河が張りめぐらされ、世界一橋のある街としても知られている。晴れた日には、カモメと見まがうばかりのたくさんの白いヨットやカヌーが浮かび、流行りのスタンドアップパドリング（SUP）を漕ぐ人でぶつかり合うほどの混雑だ。もちろん、水の上でマスクをしている人はいない。

ランニングをする人までマスクをしなければならなかったり、休校で居場所を失って外で遊んでいた子どもたちをとがめ、挙句の果てには通報したりする大人までいた日本と比べると、大らかな景色だった。

外国人として暮らすドイツでは、不安や不便も多い。それでも、日本の新型コロナ対策のどこかが違っているような気がした。

この本は、そんな日本や諸外国の感染症への備えや対策を「国防」の観点から書いた本だ。新型ウイルスによるパンデミックを、医学や科学、せいぜい経済の問題としてしか考えていなかった人たちにも新しい発見があればと願っている。

最後に、アンゲラ・メルケル首相は、ジョン・レノンとは反対に「ハンブルクで生まれ、ベルリンで育った」人物であることを書き留めておく。

ハンブルクで生まれたメルケル氏は、生後数週間で牧師である父に連れられ、東ベルリンに移住した。今はベルリン中心部にある、有名な美術館の前の古い石造りのマンションに暮らしている。
知り合いのドイツ人ジャーナリストに案内され連れて行ってもらったことがあるが、入り口には、他の部屋の住民と並んで夫の姓が書かれたパネルがあり、アフリカ系の背の高い守衛がひとり立っているだけった。「本当にここがメルケルさんの家なの？」と聞くと、「そうだよ」と何事もないように教えてくれた。

時代を超え、人を超え、感染症と深くつながってきたハンブルク——。
この街で、感染症と人との歴史を感じながら、「感染症から人や国を守る」ということについて考えるこの本を書けることを幸せに思う。

6月20日　いつまでも日の沈まない夏至のハンブルクにて。

新型コロナから見えた日本の弱点

目次

第2章　ＷＨＯなしでパンデミックは終わるのか——71

第6章　数奇なる運命、アビガンの素顔

序章　感染症学は植民地経営から始まった

旧帝国陸軍時代と同じ？ 時代錯誤の感染症対策

今から約５年前の２０１５年６月18日、ＮＨＫで放送の新宿中央公園で実施されたデング熱を運ぶ蚊に関する調査の映像が、感染症専門家のＳＮＳサイトで話題になった。

ＮＨＫによれば、蚊は「８分間立ち続けて蚊を近づける、国立感染症研究所が定めた方法」を用いて、新宿区の職員が採取しているというが、映像に登場する女性は長袖長ズボンではあるものの、頭や顔などは露出した全身を防護してはいない服装をしていた。

映像を投稿した専門家は、「これが、今の『日本』のリスクマネージメントなのですね。まったく『危機意識』が欠如しています。女性職員、何と！ 無防備で蚊を採取しています。旧帝国陸軍時代と同じで、『身を挺《てい》して』なのでしょうか？」とコメント。

それを見た別の専門家は、「ウイルスがいるかどうかの調査ではなく、ウイルスがいないという前提の調査。いたらどうするのでしょう」「すべてが〝やっている〟ってのを見せるだけの猿芝居に近いものと言えます。もしウイルスを持っている蚊がいて、その１匹に女性職員が刺されて発症したら、『労災』になるのでしょうか？　『自主防衛』とは、『日本人を守る』ことなのですが」などとコメントしている。

デング熱は、蚊が媒介する熱帯感染症だ。ジャングルで流行する、同じく蚊が媒介するマラリアとは異なり、熱帯地方の都市部で流行する。突然の高熱、頭痛、眼の奥の痛みなどの症状に続いて、全身倦怠感や筋肉痛・関節痛が発症。時には「デング出血熱」とよばれるショック状態に至ることもある。

２０１４年には国内で70年ぶりに感染が確認され、全国で１６０人余りが感染した。患者の９割は東京の代々木公園近辺で感染したと見られており、２０１５年は蚊が生息する11月まで、都内の９公園で定期的に蚊を採取して調査を続けたという。

新宿区衛生課の担当者は、「昨日の調査については、国のガイドラインに基づいて公園課や衛生課などの一般職員がやっている。希望に応じて手や足の露出部分には虫よけスプレーをしているが、それは本人の判断に任せている。万が一刺されて感染した場合に労災になるかについては、人事課等の判断になる」と回答した。

また、「このような方法での調査が国際的な基準にのっとったものであるのか、感染のリスクがないのかについては国に確認して欲しい」と答えた。

韓国にも国民から批判を浴びた過去

日本本土がまだウイルスとの戦いの戦場となった経験がなく、そんなのどかな感染症対策が実施されていたのと同じ２０１５年、日本上陸が懸念されたもう１つの感染症に、韓国で流行したＭＥＲＳ（中東呼吸器症候群）がある。

はじまりは5月。最初の患者である68歳男性と同室に入院していた別の患者へと広がり（二次感染）、男性の転院先でも別の患者からも感染（三次感染）が確認された。韓国政府は接触者１３００人を隔離・追跡して対策を強化したが、結局、感染者は１８６名にのぼり、36名が死亡する事態となった。

アジア地域でＭＥＲＳ患者が出たのは、それが初めてのことではなかった。それまでにもマレーシアとフィリピンで、中東帰りの人から患者が1名ずつ出たことがあったが、いずれも感染は中東から帰った患者本人に止まった。２０１５年の韓国が問題となったのは、中東から輸入されたＭＥＲＳが二次感染、ひいては三次感染と、第三国である韓国で短期間に拡大したからだった。

特に感染者のひとりは症状があるにもかかわらず韓国を出国し、5月29日、出張先の中国でＭＥＲＳとの確定診断を受けたことなどから、中国を中心に海外から韓国政府の対応を批判する厳しい声が上がった。

韓国の保健当局は同年5月31日、「ＭＥＲＳの感染力について誤認し、初期対応が不適切だった」として謝罪したが、「韓国政府の不手際で感染が広がっている」「韓国人患者にはモラルがない」などと反応はヒートアップした。

コロナウイルスの仲間たち

しかし、このときの韓国のＭＥＲＳ流行は、それまでとは事情の異なる点も多かった。「もし日本や中国で同じことが起きていたら別の対応が取れたのか」と問われると、疑問の余地が残る。

ＭＥＲＳとは、２０１２年9月、サウジアラビアで初めて確認されたコロナウイルスの一つによる呼吸器感染症である。今日までに中東諸国など世界27カ国から２４９４人の感染者が報告され、８５８人が死亡している（２０２０年6月1日時点、ＷＨＯ統計による）。２０１５年の韓国での流行当時の致死率は約35％程度。「殺人ウイルス」などと言う人もいたが、この致死率は２０２０年現在までほぼ変わることなく保たれたままだ。

感染はラクダなどの動物からのものが中心で、ヒトからヒトへの感染も限定的かつ持続しないというパターンも保たれており、大きな遺伝子変異も確認されていない。地域的に見ても、２０１５年の韓国以外、すべての流行が中東地域に限定されている。

コロナウイルスの仲間には、ＭＥＲＳウイルスの他、ＳＡＲＳ（重症急性呼吸器症候群）ウイルス、「普通の風邪」の原因となるウイルス4種類、そして、今回の新型コロナウイルスの7種類が確認されているが、それぞれが異なるウイルスと考えてよい。

ＭＥＲＳの初期症状は、他のコロナウイルス感染症と共通し、咳、息切れ、発熱（必ずしも高熱というわけではない）など。下痢を伴うこともある。要するに、普通の風邪と同じだ。

中東への渡航歴などを理由に、ＭＥＲＳを疑って積極的に検査を行なわない限り、初期は普通の風邪と、そして、病状が進んでも普通の肺炎との区別がつかない。この点でも、新型コロナと共通している。

２０１５年の韓国での判断が難しかったのは、68歳男性の主な訪問先が、それまでにＭＥＲＳが報告されたことのないバーレーンだったことだった。男性は「中東への渡航歴」を申告したが、男性が最初に訪れた複数の医療機関では、ＭＥＲＳの可能性を念頭においた検査を行なわなかった。

男性の臨床経過が緩やかであったことも見逃せない。バーレーンから帰国した時には発症しておらず、帰国１週間後の５月11日になって発症。近医を受診していたが、症状が悪化して入院するまで５日かかった。状態が安定していたのか、その病院も３日間で退院させられ、別の医療機関を受診。ＭＥＲＳとの診断を受けるまでに、そこからさらに３日を要した。

結果として、発症から10日間もの間、68歳男性は隔離されなかった。

フィリピンのＭＥＲＳ患者はサウジアラビアの病院で働く医療関係者の30代女性で、妊娠していた。サウジにいるときから症状があったが、帰国の翌日に症状が悪化。入院してＭＥＲＳとの診断を受け、隔離された。

マレーシアの患者は、糖尿病の基礎疾患のある30代の男性だった。発症の翌日には呼吸困難に陥って隔離・入院し、人工呼吸器につながれた後に死亡している。

いずれも妊娠や基礎疾患がベースにあり、経過が急であったこと、そして渡航歴からもＭＥＲＳが疑われたことから、ＭＥＲＳとの診断、および隔離が、早期に行なわれている。

こうした事情を考えれば、ＭＥＲＳ感染拡大の理由が韓国政府だけにあるとは言い切れなかった。同じことは、世界のどの国で起きてもおかしくなかった。

コロナがパンデミックを起こすというマイナーな予想

韓国でのＭＥＲＳ感染者数は、6月頭からの10日あまりで約5倍に、そして、死者数は約7倍になった。しかし、幸いにも当初の予測を超えない範囲での流行にとどまった。

韓国における最初の患者が中東のどこでどのように感染したのかは特定されず、患者を搬送した救急車の運転手が感染していることなどから、「ＭＥＲＳの感染力は意外とあるのかもしれない」との印象も受けた。しかし、最初の患者をのぞけば、三次感染でも四次感染でも、患者が感染した機会は分かっていた。

つまり、ＭＥＲＳは、インフルエンザや新型コロナのように「知らない間に罹っていた」

という病気ではないのだ。この事実は世界中の科学者や政府関係者に、絶対的な安心感を与えたと言ってよいだろう。

ところで、２０２０年、新型のコロナウイルスがパンデミックを起こした世界で注目を浴びた一つの見解がある。ジョンズ・ホプキンズ大学のアメッシュ・アダルヤ教授らが２０１８年にメディアや学会で報告した「次にパンデミックを起こすのは感染性が高いのに致死率が低く、発症しない人や軽症の多いＲＮＡウイルス」という警告だ。ヒトのようにＤＮＡを遺伝子の本体とする生物とは異なり、ＲＮＡウイルスは変異しやすい。インフルエンザもエボラもＲＮＡウイルスだが、過去にパンデミックを起こしたインフルエンザでも、エボラやＭＥＲＳのように致死率の高い病気でもなく、発症しない人や軽症が多い、まさに新型コロナのようなＲＮＡウイルスこそがパンデミックを起こすというのは、実のところ今までにない発想だった。

韓国で流行したＭＥＲＳは、遺伝子配列上も中東で流行したものと何ら変わりがないことも分かり、突然変異して毒性や感染力を強めた可能性は否定された。もちろん、これはＭＥＲＳが今後も突然変異しないことを約束するものではない。しかし、韓国での流行が突然変異を理由に起きたのではないという証拠は、２０１５年当時、国際社会にとっても非常に心強い安心材料であった。

韓国のＭＥＲＳ報道で興味深かったのは、「どこまで感染が広がったのか」については色々騒がれるのに、臨床経過や治療・予防についての報道が少なく、病気としてのイメージが持ちにくかったことだ。防護服を着用した医療感染者が続々と感染し、短期間で亡くなるという報道を毎日聞いたエボラ出血熱と比べると、一般の人にとってもだいぶ「コワくない」病気だった。

欧米のメディアでも、韓国のＭＥＲＳは、「国際」欄の「アジア」で大きく取り上げられることはあってもテレビや新聞のトップで報じられることはまずなかった。ＷＨＯのウェブサイトでの扱いも小さく、「流行収束には時間がかかるだろう」と関係者がコメントすることはあっても、ＷＨＯの事務局長や報道官が国際社会に注意や協力を呼びかけることはなかった。

極東のＭＥＲＳは存在しないのと同じ

国際社会にとっての「脅威」とは、あくまでも「欧米社会」に危機が及ぶ可能性のことだ。

植民地関係の歴史があるアフリカやアジアや南米から「得体のしれない病気」が欧米にやってくる、という構図が存在しない限り、韓国で広がろうが、中国に患者が出て行こうが、グローバルには存在しないのと同じだ。韓国が悪かろうがなかろうが、所詮は「極東」で起きている対岸の火事なのだ。「はじめに」で書いたとおり、ドイツの私の同僚たちも2月に入るくらいまでは新型コロナを自分たちには関係のない他人事《ひとごと》として見ていた。

そもそも感染症学は、アフリカやアジアのプランテーションで働く奴隷労働者の健康を管理し、生産性を保つために生まれた学問だった。さらには、侵略戦争を進め、植民地競争をくり広げる列強の兵士たちの健康を守るために発展を遂げた学問である。欧州では、広大な植民地をもつイギリスとフランスを中心に、アジアでは、植民地での結核やマラリアのコントロールで苦戦した日本で発達した。

旧植民地アフリカからの移民を国内に大量に抱え込む欧米にとって、エボラ出血熱は脅威そのものだった。２０１４年の西アフリカでのエボラ出血熱パンデミックでは、10月にアフリカ大陸の外で初となるスペイン人の感染者が確認されると、その脅威は初めて本物になった。感染者はアフリカでエボラ患者の治療にあたっていた看護師だった。

１９７６年のスーダンとコンゴ民主共和国(旧ザイール)でのエボラ・アウトブレイクの実話をもとにしたリチャード・プレストン著のベストセラー小説『ホット・ゾーン』も、「奥地」に踏み入る危険を冒しながら未知の出血熱と闘う、米陸軍感染症医学研究所（ＵＳＡＭＲＩＩＤ）や米疾病対策予防センター（米ＣＤＣ）のアメリカ人医師たちの物語であった。

しかし、ＭＥＲＳは話が違った。ＭＥＲＳが中東から出てアジアで局地的に流行したところで、「世界」の強い関心の対象とはならなかった。僻地《へきち》から僻地への流行拡大は、一応目を配ってはおくが、騒ぐまでもない他人事なのだ。

「韓国政府は悪くない」のタイトルで炎上

かつては植民地として支配した韓国のＭＥＲＳに対しては、いまも国内に多くの韓国人が在住し、往来も多い日本が、欧米よりもはるかに高い関心を抱いていた。２０１５年当時、「ＭＥＲＳ感染拡大　韓国政府は悪くない」のタイトルで書いた筆者のウェブ記事は、それまでに書いた感染症ものの記事の中でもっとも騒がれ、炎上した。ネット上には「韓国政府の対応が悪い」「病気を日本に持ち込ませるな」といった単純な言説が溢れた。

もっとも、この時に湧き上がった韓国政府への不信感は、日本でというよりも、韓国国内でよりいっそう強かった。最初の患者を特定するまでに時間がかかったのはまだしも、そこからの政府の対応はやや楽観的に過ぎた。何よりも、情報公開が遅かったことが韓国国民の怒りと不安を買った。

しかし、この時の経験が、韓国に感染者の「発見・隔離・追跡」というアウトブレイク対応の基本の大切さと難しさを実感させ、ＰＣＲ検査キャパシティを飛躍的に向上させる結果を生んだ。２０２０年、韓国が、隣国中国で発生した新型コロナに対し、ＷＨＯにも絶賛された万全のＰＣＲ検査態勢で臨むことができたのは、このような事情による。

疫学的に見ても遺伝子的に見ても、ＭＥＲＳの感染が韓国の地域社会、ひいては国際社会へと広く拡大していく可能性は低かった。とはいえ、ＭＥＲＳは潜伏期が最大で２週間と長く、韓国と日本との間に年間５００万人もの往来があることを考えれば、100％の水際対策は不可能で、日本にいつ入って来ていてもおかしくはなかった。

大事なのは、日本でも韓国を他山の石として、ＭＥＲＳのような新興感染症が上陸した場合には、国内で流行させないようにするための態勢を整えることができたはずである点だ。

だが、喉元過ぎれば熱さを忘れるとはこのことを言うのだろう。第5章で詳述する2014年の西アフリカでのエボラ出血熱、2015年の韓国でのMERSおよび同年のデング熱の日本上陸においては、偶然に守られて国内流行には発展せず、「新興・再興感染症」アウトブレイクの肩透かしを食らい続けた日本は、PCR検査態勢の拡充には結局手をつけぬまま、2020年を迎えてしまうことになるのである。

思想として始まった「社会衛生学」——医療は貧困の解決

ここで、海外から持ち込まれる疫病の経験とともに発達した、国策としての公衆衛生の歴史を振り返ってみたい。

「公衆衛生」の概念は、18世紀後半から1830年代にかけて世界に先駆けて産業革命を経験し、急激な都市化により衛生環境が悪化したイギリスに始まる。上下水道の整備などによる衛生環境と「貧困」の改善により労働者階級の生命や生活を守るという考えから公衆衛生法が成立したのは、1848年のことだった。

同じころ、日本が近代医学を学んだドイツでは、「社会衛生学」の基礎が形成された。社会衛生学は、ウイルス学や細菌学のような自然科学ではない。医療を「貧困の解決」と定義し、貧困の解決を通じて労働者階級の健康の自立を目指す「社会思想」である。

ロベルト・コッホら細菌学者が社会衛生学を基に「衛生学（Hygiene）」という新しい学問を確立したのは、1882年頃のことだった。「近代日本における社会衛生学の展開とその特質」（『日本医史学雑誌』）で瀧澤利行氏は、文学者で陸軍軍医だった森鷗外（1884年より4年間ドイツに留学）らが日本に持ち帰ったのはあくまでも自然科学である「衛生学」だったとするが、日本でも大正末期から昭和初期にかけてマルクス主義が盛んになるにつれ、強い「再洗礼」を受けたとも書いている。

国内で産業革命を迎えたイギリス・フランスを中心とした列強が、海外では植民地拡大にしのぎを削るなか、衛生学の核となる感染症学は、プランテーションで働く奴隷の生産性を保つために発達した学問であった。1871年に統一国家として「ドイツ帝国」が成立するまでは領邦国家の寄せ集めに過ぎなかったドイツは、産業革命が遅れ、植民地獲得にも出遅れたが、感染症学そのものは、コッホらの活躍に支えられ独自の進展を遂げていた。

国策としての「衛生学」——国家の養生

日本における衛生学は、大戦中の植民地での結核やマラリアの管理に加え、日本軍隊の体力増強を目的とするなかでも発達した。満鉄の初代総裁を務めた後藤新平は医師でもあり、衛生局長も務めたが、１８８９年に上梓した『国家衛生原理』のなかで、富国強兵のためには健康管理と衛生政策が必要であり、個人の健康が国家経済の発展と軍事力の増大に寄与するという考えを示している。

ここで注目したいのは、私たちが今も健康状態について話すときによく用いる「体力」という言葉だ。筆者もこの言葉を英語で表そうと思って困ったことがあるが、「体力」は明治新政府がつくった新語で、「その人がどの程度働くことができるか」という指標を意味する日本独自の概念である。江戸時代に流行した、節制と生命力の賦活によって健康を保つことを目指す、東洋医学的な「養生」に代わる概念として、広く提唱されるようになった。

同じく明治期の医師で政治家の伊藤重《しげる》が提唱した「養生哲学」は、東洋医学的養生に西洋医学的衛生学と体育理論を組み合わせたものである。伊藤は、１８９７年刊行の『養生哲学』で、いみじくも「国家の養生」を唱えた。

日本における衛生学は、マルクス主義の影響を受けて労働者の「権利」としての性質を強めたのと同時期に、「国策」としての性格も持つようになっていったのである。

進駐軍の占領政策としての「公衆衛生学」——権利から義務へ

第二次世界大戦が終わると、今度は「進駐軍の占領政策」の一環として、「公衆衛生学(Public Health)」という新たな概念が導入された。衛生学も公衆衛生学も集団の健康を対象とする点では同じだが、公衆衛生学はワクチンなどの予防医学に主眼を置き、より政策的な意味合いが強い。

また、「衛生学」が労働者が自立する「権利」のために発達した学問であったのに対し、「公衆衛生学」は国家が疾病を管理するため国民に課した「義務」の論理的基盤となる学問だった。

戦争に負けたドイツと日本の感染症研究は、戦後あまりふるわなかった。その後も、圧倒的に英仏を中心に、そこに、大戦に勝利して占領地を持つことになったアメリカが加わって発展していった。

今でも英仏がアジア・アフリカの旧植民地諸国に数多くの熱帯感染症研究のためのフィールド拠点を持つのに対し、日独のそれの数は限られている。「戦勝国クラブ」と呼ばれるWHO内での地位も低く、筆者がWHOに在籍していた当時も、ジュネーブ本部の部長クラスの要職者約50名のうち、ドイツ人はたった1名、日本人はゼロ、残りはほぼすべてが戦勝国とその関係国の出身者というありさまだった。

感染症学とはまさに、敗戦国や植民国における支配者の学問なのだ。

感染症学の引きずるアンビバレントで政治化しやすい出自は、2020年の新型コロナのパンデミックでも如実に表れることとなった。

第1章　新型コロナ・パンデミックの始まり

静かだった国内報道

２０１９年、中国の武漢で発生した新型コロナウイルス（ＣＯＶＩＤ‐19）は、２０２０年に入ると目に見える形で世界へ広がり始めた。４月には中国の習近平国家主席の国賓としての訪問を、夏には東京オリンピック・パラリンピックを控えていた日本でも、やがて武漢に起源をたどれない患者の報告が相次ぐようになり、国内流行が始まった。

中国の外で初めて患者が報告されたのは、２０２０年１月13日のこと。１月８日に中国の武漢市からバンコク近郊のスワンナプーム空港に到着し、ウイルスが検出された中国人観光客の61歳女性だった。

筆者がもっとも驚いたのは、正直なところ、タイの空港でのサーモグラフィーという牧歌的ともいえる簡単なスクリーニングが実際の患者発見につながったことだった。同時に「これは」という緊張感もあった。発熱で１人ひっかかったのであれば、発熱していない感染者はどのくらい検疫を通過したのだろうと考えたからだ。

続いての報告は、１月16日、日本からだった。神奈川県に住む30代男性だった。１月６日に中国の武漢から帰国後、同日のうちに日本の医療機関を受診。１月10日に入院し15日に退院していたというが、感染源と疑われてきた武漢の海鮮市場への訪問歴がなく、患者との濃厚接触が疑われたことから、中国政府がそれまで否定してきたヒトからヒトへの感染が否定できない状況となった。

１月17日、イギリスの研究グループが、「大騒ぎするには早いが」と前置きしたうえで、中国政府の発表していた約２００名という患者数は流行を過小評価している可能性があり、推定患者は１７００人にのぼることを緊急報告した。

さらに、タイから２例目、韓国からも患者が報告されると、中国の研究チームはようやく「ヒト‐ヒト感染」を公式に認める声明を出した。

２０２０年１月20日のことだった。

当初、日本の報道は驚くほど静かだった。

エボラの日本上陸が騒がれた時は、アフリカ帰りのエボラ「疑い」の患者が報告されただけで、患者を医療施設まで送る車の様子が中継されるなど、メディアをあげての大騒ぎだった。

しかし、今回は厚労省がどういう訳か疑い患者が出ただけの時点では情報を公表せず、感染が確定してから公表したこともあり、日本メディアは海外メディアと比べても、いたって冷静だった。

新型インフルエンザやエボラ出血熱など人類未経験の感染症が出現するたびに、「日本上陸！」だの「パンデミック！」だのと騒いでは肩透かしを食らってきた経験から、自然と抑制の効いた報道になっていたからだろう。また、疑い患者が出ただけでは発表を行なわなかった日本政府に、誰も疑問を持たなかったこともあるのだろう。

生かせなかったSARSの経験

同じコロナウイルスで、同じく中国から発生した「ＳＡＲＳ（重症急性呼吸器症候群）」（２００２〜03年）がどうやって終わったか、覚えている人はどのくらいいるだろう。

パンデミック傾向のある感染症の印象は、始まりはショッキングでも知らぬ間に終わっているということが多い。そのため改めて書いておくが、ＳＡＲＳは、ＷＨＯ（世界保健機関）を中心に、情報を隠蔽しようとする中国への国際的な監視体制を強化し、「情報共有」

と「感染者の隔離」を徹底させることでやっと終息を迎えたのだった。

もっとも、ＳＡＲＳには当時の中国政府だけでは対応しきれないほど強力な病原性があり、そのことが結果として中国に情報共有を促し、患者隔離を徹底させることのできた理由でもあった。

あいだに入ったのは、ＷＨＯだった。以来、ＷＨＯのパンデミック対策はＳＡＲＳの成功経験をもとにしているが、ＳＡＲＳ以降のＷＨＯは、称賛より批判を受けることが多いという印象の組織になっている。

厄介なのは、ＳＡＲＳとは逆に病原性は低く、感染力は高いとされる新型コロナでは、ＳＡＲＳの経験があまり役に立たないことだ。重症例だけを拾っていれば感染の広がりが見えたＳＡＲＳとは異なり、無症状や軽症の患者が大半の新型コロナは、感染の広がりがよく見えない。

生鮮市場における野生動物取引の脅威

そんな中、１月20日を過ぎて、ＷＨＯが緊急会議を招集するというニュースが入った。

その時点で分かっていたことはあまりにも少なかった。よって、議論は情報共有のあり方やパンデミック宣言の是非に集中し、具体的な対策が出てこないことが懸念された。

誰も書かないので書くが、ＷＨＯが国際機関の官僚主義的な性格から、今回も非常に大事な一点を中国に指摘することをためらい続けていたことも問題だった。

それは武漢の市場のことだった。

野生動物を生鮮市場（wet market）で取り扱えば、ウイルスは異なる宿主を行き来して遺伝子を変異させ、新型ウイルスの出現を許すことが以前から指摘されていた。

ＳＡＲＳがその典型例だった。

ＳＡＲＳ以降、国際機関は中国に野生動物を生鮮市場で取り扱わないよう求めてきたが、今回の新型コロナ肺炎で、中国の市場は当時とまだ似たような状況であったことが露呈した。

ではなぜ今回、真っ先にＷＨＯが再度その指摘をしないのかといえば、中国への忖度《そんたく》もさることながら、生鮮市場の衛生管理はＷＨＯの管轄ではなく、ＦＡＯ（国際連合食糧農業機関）だからという国連組織のお役所事情があるのだ。

人畜共通感染症であるコロナウイルスのような病原体は、ＳＡＲＳしかり、鳥インフルエンザしかり、獣医学の専門家やＦＡＯという家畜や食肉を扱う機関との協力によってはじめてコントロール可能となる。

WHOは、中国にプレッシャーを与えすぎて態度を硬化されても情報が得られなくなり、FAOマターに口を出しても協力が得られなくなる。そのことを理由に本当の意味でのイニシアティブは取らない。そして中国もまた、それを横目に十分な対策を取らないという悪循環が生まれていた。

宿主は正確には分かっていないが、新型コロナウイルスの出現に野生動物が関与している可能性は濃厚だ。世界は、新ウイルスが出現してから検疫を強化したり、渡航を制限したりするだけでなく、平時からFAOとも連携して食肉や野生動物の取引についての国際ルールを徹底させるべきであった。

「WHOは終わった」

1月22日、ヒト‐ヒト感染の報告を受けたWHOは、IHR（国際保健規則）に基づき緊急会議を招集したが、「国際的に懸念される公衆衛生上の緊急事態（PHEIC）」の宣言は見送ると発表した。

1月23日、この日も筆者は、WHOの記者会見をウェブのライブで見ていたが、2日に及んだ緊急会議の結論は、またもや宣言を見送るというものだった。

中国に気を遣った物言いといい、WHOの役割は終わったと感じた。

もちろん、エボラや新型コロナのような人類未経験の感染症の対策に、正解はない。対策は、取り過ぎれば「無駄だ」と批判され、取らな過ぎれば「甘過ぎる」と批判を受ける。

WHOの役割は終わったと感じたのは、国際的緊急事態（PHEIC）にあたらないという判断が間違っていると思ったからではない。

宣言を見送るとして挙げられた理由のためだ。

会見の中で、WHOは、「中国はよくやっている」という趣旨の発言を何度もくり返した。

そして、「新型コロナは中国にとっては危機かもしれないが、国際社会にとっての危機ではない」ことを理由に宣言を見送るとした。テドロス事務局長が、「WHOは警察ではない。

国権を超えて何ら力を行使できるわけではない」と漏らした点も印象的だった。

本当に中国の国内マターで済むと判断していたのであればよいが、「WHOが緊急事態を宣言しようがしまいが何を言おうが、強制力はない。だから、中国も他の国も様子を見ながら対策は各自で決めてください」と言うのであれば、ＷＨＯは肝心の国際社会の調整役としての役割を放棄したことになるからだ。

ＷＨＯがこのような対応をとった理由は、３つ考えられる。

１つ目に、２００９年新型インフルエンザでは「パンデミック」を宣言、２０１４年のエボラでも「国際的緊急事態（ＰＨＥＩＣ）」を宣言しては、比較的短期間、あるいは小規模のままアウトブレイクの封じ込めに成功（ＷＨＯの宣言によるものかどうかは別として）してきた結果、「また大騒ぎをして」とオオカミ少年呼ばわりされることを恐れたことだ。

２つ目に、ＷＨＯの本部のあるジュネーブが、中国とは地理的にも歴史的にも遠く、武漢からの直行便の少ないヨーロッパにあることだろう。ヨーロッパにとって、古くから人や物が頻繁に行き来してきたアフリカで起きたエボラ出血熱と、中国で起きている新型コロナとは、緊迫感が違う。

それは国際的危機の迫る当事国であるはずの日本の喜田《きだ》宏《ひろし》北海道大学特別教授を含むアジア各国の代表が、中国以外すべてテレカンファレンスでの参加だったという緊急会議のあり方にも表れている。当時はまだ新型コロナによる渡航制限は一切なかった。

ところが２月５日以降、欧米人旅客も乗せた英国船籍のクルーズ船「ダイヤモンド・プリンセス」号がたまたま横浜港沖で検疫の対象となり、２月14日、ヨーロッパに近いエジプトでアフリカ初の新型コロナ感染者が確認されたことにより、このウイルスに対する「世界」の関心が一挙に高まったのだった。

中国の「国威」への気遣い

理由の３つ目は、中国の「国威」への気遣いだろう。１月22日、23日の緊急会議では、現状は「中国にとっては危機」としながらも「中国の対策レベルは非常に高い」として、ＷＨＯは世界に対し、中国への支援をいっさい呼びかけなかった。

結局１月30日に発表されることになる国際的緊急事態（ＰＨＥＩＣ）においても、宣言はあくまでもアフリカなど脆弱《ぜいじゃく》な医療体制の国に対する支援と国際協調のためであることを強調したのは興味深い。

中国は近年、「国是」としての感染症対策に力を入れてきた。特に「ＢＳＬ４（バイオセーフティレベル４）」ラボと呼ばれる、高度に危険な病原体を扱える施設の建設には力を入れており、２０２５年までに中国全土に５つから７つのＢＳＬ４ラボを建設するとしていた。２０１８年１月、建設費３億元（約45億円）を投じた悲願の本土初ＢＳＬ４ラボ（台湾にはＢＳＬ４ラボが２つある）が、武漢で稼働を開始している。

１月29日、新型コロナウイルスの感染拡大が続くなか、中国の保健当局は、感染者が新たに１４５９人増えて５９７４人になったと発表。ＳＡＲＳ流行時の中国本土の感染数を超えたとの報道があった。

これを受けた各国は、ＷＨＯの「国際的緊急事態には『あたらない』」という判断とは裏腹に、渡航制限や自国民救出などの政策を取り始めた。

まずフィリピンが、世界の総感染者数ＳＡＲＳ超え報道直前の１月28日、武漢からの観光客６３４人を送還。中国人に対するフィリピン到着時のビザ発給を一時停止すると発表した。

同じころ、日本や米国に加え、韓国とフランスが、自国民救出のための武漢へのチャーター機派遣を決めたほか、オーストラリアは武漢内外にとどまっているオーストラリア人を避難させ、難民申請者を収容する施設があるクリスマス島に隔離すると発表した。ロシアは対中国境の一部を２月上旬まで閉鎖すると発表した。

世界は、中国に支援の手を差し伸べるのではなく、自国の防衛に注力を始めたのだ。

これは、エボラ出血熱が大流行した２０１４年、中国を含む列強が「支援」の名目でアフリカに軍隊を送りつけ、さながら植民地再編合戦のような様相を呈した当時とは状況を異にしていた（第５章で詳述）。

武漢封鎖が遅れた「ある理由」

とはいえ中国も、新型コロナウイルスの遺伝子配列をいち早く公開し、武漢を封鎖するなど、できる限りのことはやっているように見えた。

ただし、武漢封鎖が行なわれたのは1月23日。一年でもっとも中国人の移動が多い旧正月「春節」ラッシュの最中のことだった。

武漢封鎖が遅れた理由について、中国問題グローバル研究所所長の遠藤誉《えんどうほまれ》氏は、その頃、武漢のある湖北省で「両会《りようかい》」と呼ばれる全国人民代表大会（全人代）の地方版にあたる重要な会議が予定されており、北京へ控えめな現状報告を行なっていたためと指摘している。

遠藤氏によれば、２０２０年、中国では3月5日から、日本の国会にあたる全国人民代表大会（全人代）が始まる予定だった（2月24日に延期が決定）。全人代は、同時期に開催される中国人民政治協商会議とあわせて「全国両会」と称されている。それより前に各地方では、「両会」が開催され、おおむね春節前には終わるようになっている。

そして、武漢市のある湖北省の省レベルの「両会」は、1月12日から17日まで開催されることになっていた。湖北省両会における審議結果は3月6日以降の各省レベル分科会で、習近平国家主席も参加して北京の人民大会堂で報告される予定だった。そのような「神聖な」湖北省両会を汚すわけにはいかない。そこで武漢市政府は、湖北省政府にも北京の中央政府にも、両会が「新型コロナフリー」で行なわれたと見えるよう画策したというのだ。

その証拠として、武漢ではその前後の日はすべて新規感染者の報告があったのに、12日に開幕し17日に「勝利閉幕」した湖北両会の期間だけは「密接に接触した者同士による新しい感染者はゼロ」となっていたという。

ただ、ＷＨＯが中国政府から武漢における原因不明肺炎の報告を受けたのは12月31日だったとしていることからも、当時、北京が武漢の状況にまったくの無頓着であったとは考え難い。

しかしながらその後、武漢市長が武漢の住人約500万人が封鎖前に武漢を脱出したことを臆面もなく発表していることからも分かるとおり、「武漢封鎖」という映画のような作戦も、流行拡大に対する本気の取り組みとは到底思えないものだった。

習近平・テドロス「北京懇談」の異常さ

そんな中、興味深いのは、日本政府の対応と日本メディアの報道だった。

WHOの評価を額面どおりに受けてか、国賓として来日の決まっていた習近平氏への気遣いからか、隣国から迫りくる感染症の脅威に対し、当初の日本政府は、独自の政策を何ひとつ打ち出さなかった。欧米にとっては当時まだ他人事だった新型コロナは、少なくとも日本にとっては自分事であるべきだった。他のアジア各国のメディアは各国の研究者の見解を積極的に報道していたが、NHKを筆頭とした日本のメディアは、中国政府の公式発表をもとに感染状況を報じているだけだった。

1月28日、WHOのアダノム・テドロス事務局長は北京を訪れ、新型コロナ対策について習近平国家主席と懇談し、「中国がＷＨＯの専門家チームの受け入れに同意した」と発表した。この発表の直後の１月30日、懇談のリリースとは別に、「国際的緊急事態（ＰＨＥＩＣ）」が発表されることになる緊急会議を再び招集すると発表している。

しかし、これは実に奇妙な話だった。

これまでのアウトブレイクでは、ＷＨＯが専門家を現地（今回の場合は武漢）に派遣し、そこで得た流行状況の評価をもとに、パンデミックなり緊急事態なりを宣言するかどうかが議論されてきた。事務局長がアウトブレイクの当事国をいきなり訪問するというのも異例だった。

ＷＨＯは１月20～21日、すでに代表団を武漢に送っている。その時行なわれた空港、病院、ラボなどの視察で、中国のキャパシティが高いと評価されたことを理由に「国際的緊急事態を宣言しない」という発表をしていたからだ。

専門家チームの現地視察の結果ではなく、テドロス事務局長と習近平氏が懇談し、専門家チーム受け入れが決まったという事実も、国際的緊急事態を発表する理由としては意味をなしていなかった。

あの時、なぜテドロス氏が北京を訪問したのか、またテドロス氏と習近平氏の間で何が議論されたのかについては、憶測の域を出ない。

テドロス氏の出自

感染症疫学と地域保健学を修めたというテドロス氏は、２００５年から２０１２年にかけてエチオピアの保健大臣を務めたのち、２０１４年の西アフリカでのエボラ出血熱流行時には「外務大臣」として執務。エボラや新型コロナのような新興・再興感染症を安全保障の問題として扱うことを強調した人物として知られる。

２０１７年、ＷＨＯ事務局長選で、１８６カ国中１３２票という圧倒的得票を獲得して以来、現在の職にあるが（任期は5年）、これは中国政府が各国に積極的な働きかけを行なったことの成果であろう。

国連貿易開発会議（ＵＮＣＴＡＤ）が２０２０年1月20日に公表した「世界投資の傾向(Global Investment Trend Monitor No.33)」によれば、２０１９年のエチオピアへの直接投資流入額は25億ドル、このうちの60%は中国による。

ＷＨＯ内における中国のプレゼンスは、年々高まっており、２０１９年は1位アメリカ、

資料１－１　WHOへの拠出金（単位：米ドル）

2019年		
1位	アメリカ	59,227,935
2位	日本	23,156,735
3位	中国	18,948,900
4位	ドイツ	15,284,085
5位	フランス	12,987,375
6位	イギリス	10,676,755

2020年		
1位	アメリカ	57,883,460
2位	中国	28,719,905
3位	日本	20,487,900
4位	ドイツ	14,569,280
5位	イギリス	10,925,765
6位	フランス	10,590,840

出典：WHO（世界保健機関）“Assessed contributions”
https://www.who.int/about/finances-accountability/funding/assessed-contributions/en/

２位日本、３位中国の順だった拠出金は、２０２０年に日本と順位が入れ替わり、中国が第２位となっている。

とはいえ、いったんは「国際的緊急事態を宣言しない」という姿勢を見せたテドロス事務局長の判断を評価する向きもある。

今年、春節の休みは1月24日から30日だった。中国政府は、その春節直前の1月23日、武漢封鎖に踏み切っている。そこで、ＷＨＯも春節が終わるのを待って緊急事態を宣言する「気遣い」を見せれば、中国に、拒絶され続けている専門家チーム派遣を受け入れさせ、今後の透明性を高めさせることができるかもしれないと判断したのではないかというのだ。

これは、新型コロナに関するデータの独占を望み、自国の科学水準と国家体制をもってすれば、海外からの支援などなくとも新型コロナは封じ込め可能だと主張する中国のメンツを保つことにもなる。そして、実際に中国は、少なくとも自国の新型コロナ自体は自力でコントロールし、後には他国に「支援」まで申し出る余裕も生まれた。

異例の制約付き「緊急事態宣言」

データの独占については、1月24日、『ランセット』と『ニューイングランド・ジャーナル・オブ・メディシン』という2つの超一流医学雑誌に、中国の研究者「だけ」によって書かれた新型コロナウイルスの論文が、世界に先駆けて掲載されたこととも無関係ではあるまい。

1月30日、ＷＨＯはついに「国際的に懸念される公衆衛生上の緊急事態（ＰＨＥＩＣ）」を発表した。ところがこの緊急事態宣言には、「中国への渡航と貿易の制限は推奨しない」という異例の制約がついていた。

ＷＨＯの国際的緊急事態宣言は、国境を越えた流行の拡大が懸念され、国際協力が必要とされる際に発表されるものだ。発表に際し、世界には「総額６億５０００万ドルの緊急支援をお願いしたい」としたが、金は必要だが渡航や貿易制限は必要のない国際協力とは何を指すのか。世界のＷＨＯに対する不信感は一気に高まり、「中国への忖度《そんたく》だ」としてテドロス事務局長の辞任を求める署名運動にまで発展した。

日付は少し戻るが、１月25日、アメリカ政府が武漢のアメリカ人救出のためチャーター機を用意したという報道があると、その直後に日本政府も同じことを決めたとの報道があった。隣国から迫りくる新型コロナに対し、アメリカに倣《なら》う形で対策を取るだけでいいのかと筆者はやきもきしながら見ていたが、その後はもっと悪い状態が続いた。

２月２日、アメリカは大統領令により、米国入国前14日以内に中国（香港特別行政区及びマカオ特別行政区を除く）での滞在歴がある外国人（米国市民の直近の家族、米国永住者、航空機乗組員を除く）の入国を禁止した。

しかし日本は、湖北省に滞在歴やパスポート発行地のある外国人にしか制限を行なわず、２月12日になってもそこに浙江省の滞在歴のある人を追加しただけだった。

中国政府は日本のこうした態度を「アメリカの非協力的な態度」と比較して、「非常に協力的」と絶賛した。

中国との対話に失敗したアメリカ

米保健福祉省（ＨＨＳ）のアレックス・アザー長官は１月28日の記者会見で、１月６日の段階で、中国当局に対し米疾病対策予防センター（米ＣＤＣ）の専門家を中国に派遣すると提案したが、「拒絶された」ことを初めて発表した。

アメリカサイドからの専門家派遣の提案から拒絶の発表までに３週間以上も経っているところを見ると、武漢でのアウトブレイクはもはや一刻の猶予もならない状況にあり、水面下で働きかけ続けるよりも正面からプレッシャーを与える時期に来たと判断したに違いない。

これは会見前日の27日、武漢への初めてのチャーター便が派遣され、29日に帰国したこととも矛盾しなかった。

その後も米メディアは、ＷＨＯの会見がある度に米ＣＤＣの専門家受け入れについて質問を行ない、中国の隠蔽体質を批判する報道を続けていたが、中国が「アメリカの支援」を受け入れる気配は一向になかった。

２月19日、中国外務省は、米経済紙『ウォール・ストリート・ジャーナル（ＷＳＪ）』の北京駐在記者３人を「新型コロナに関する人種差別的な記事を掲載した」として国外退去処分にしたことを発表した。

中国外務省はＷＳＪに対し複数回にわたり謝罪を求めたが、拒否されたと説明。これを報じたＢＢＣの記者によれば、有効な記者証を持つジャーナリストが中国国外への退去を命じられたことは、20年以上ないという。

マイク・ポンペオ米国務長官は声明で、「成熟した責任感のある国々は、事実に関する自由な報道や意見の表明を理解している。正しい対応は、言論を規制することではなく、反論を示すことだ。中国の人たちがアメリカ人が享受しているのと同じ言論の自由を享受していることを祈る」と非難したが、アメリカはこれをもって、表からも裏からも中国との対話に失敗したと言えるだろう。

問題となった記事のタイトルは、「中国は『アジアの病人』」というものだった。18世紀後半から19世紀初期、中国に対して使われていた蔑称「東亜病夫（東アジアの病人という意味）」から採ったもので、ＷＳＪ社内でもタイトルを変更した方がよいという声が上がっていたという。

翌２月20日の会見でＷＨＯは、それまで記者から何度問われても明らかにすることのなかった、武漢派遣中の専門家チームメンバーが所属する10の研究機関をやっと発表した。

その中には、シンガポール、ロシア、ナイジェリア、ドイツの研究機関と、日本の国立感染症研究所のほか、米疾病対策予防センター（米ＣＤＣ）と米国立衛生研究所（ＮＩＨ）の名前もあった。

アメリカと中国との確執が高まる中、米ＣＤＣと米ＮＩＨの参加が危ぶまれる声もあったが、この時アメリカはＷＨＯ経由でエピセンター（流行の中心地）武漢調査へのアクセスを手に入れたと考えていたのかもしれない。

２月17日、中国疾病対策予防センター（中国ＣＤＣ）は中国における新型コロナ患者７万２３１４人を対象とした、年齢別の致死率などを示す詳細な大規模データ解析を初めて発表した。

しかし、このレポートもまた、海外からの「支援」抜きに、すべてが中国の感染症当局の研究者チームにより行なわれたものだった。新型コロナに関する主要医学論文の中国人研究者による独占状態は、1月24日に『ニューイングランド・ジャーナル・オブ・メディシン』と『ランセット』に中国人「だけ」の研究者グループによる論文が発表されて以降、各国が新型コロナの爆発的流行を自国で経験するようになるまでの間ずっと続いた。

2月21日の会見でWHOは、派遣中の専門家チームは現在も武漢にいるのではなく、北京、四川、広東を視察中で、「明日にも武漢入りする予定」であることを発表した。

先述のとおり、北京でテドロス事務局長と習近平氏が専門家受け入れに合意したのは、国際的緊急事態宣言の発表直前の1月28日のことだ。すなわち、WHOの専門家チームは、緊急事態宣言と引き換えにした受け入れ合意から3週間が経った時点でも、武漢にたどり着けていなかったことになる。

WHOの無策と、封じ込めの失敗――高まる不信感

懸念されたのは、WHOが中国との駆け引きに応じたからといって、中国が海外からの専門家にどの程度の「調査」を許すのかということだった。

筆者は、鳥インフルエンザや新型インフルエンザの流行時、WHO西太平洋地域事務局で、

新型コロナと同じく人類未経験の感染症を扱うチームにいた。

ある時、中国の青海省の湖で、白鳥やカモなど何万羽もの渡り鳥が大量死しているという情報をキャッチしたＷＨＯは、中国政府に海外の専門家による現地調査を申し入れ、中国政府はそれを受け入れると約束した。

しかし今回と同様、受け入れの約束から実際に調査を受け入れるまでには長い時間がかかった。調査団が空港に到着し、空港からジープを走らせ、数時間をかけ現地に向かっていると軍事ポストがあり、「この先20キロほどのところに湖はありますが、民間人が立ち入れるのはここまでです。湖の視察はどうぞここから行なってください」と言われ、荒野の真ん中まで行って帰された。

同じ時期、ラボの視察に行っていた別のチームは、「中に入って自由に見学して下さい」と言われ玄関をくぐると、すべてのラボに鍵がかかっており、建物のロビーや通路を見て帰ってきたという。

ＷＨＯは本来、世界中の科学者の声に耳を傾け、政治的かけ引きに応じることなく、必要な時に必要な協調を呼びかけるべき機関だ。国際保健を知る関係者の間では、今回のＷＨＯ

の動きも理解できなくはないという声もあるが、「渡航制限と貿易制限は勧めない」という異例の条件付き緊急事態宣言に、世界はＷＨＯへの不信感を募らせた。

中国と世界各国との国際便の往来は、ＳＡＲＳが起きた２００２～03年当時とは比べ物にならないほど増加した。そのため、渡航制限には流行拡大を遅らせる効果はあるものの、流行を食い止める効果はないと考えられていた。第三国を経由した感染者の入国を防ぎきることはできないからだ。

新型コロナのように、無症状や軽症も多く、症状のない感染者にも感染力があることが強く疑われ、かつ潜伏期間が長い感染症となると、自己申告の渡航歴とサーモグラフィーによるスクリーニングだけでは、感染者の大半の入国を許すことになることははっきりしていた。

もっとも、軽症や無症状の人の割合や、症状のない人にも感染力があることなどは、後から分かってきたことであり、書き換え続けられている情報でもある。検疫のスクリーニングがサーモグラフィからＰＣＲ検査になったのも後からのことだ。そのため当時は、春節の移動前に渡航制限をしていれば、無症状・有症状で日本に入ってくる感染者の数を減らす効果があったのではないかとの強い批判もあったが、時間が経ってくると、あの頃病原性の低いコロナに感染した人たちが日本に入ってきたために日本では抗体を持つ人が増え、２０２０年３月から５月にかけての日本の流行は緩やかに抑えられたのではないかという仮説も出るようになった。

世界地図を見れば、「中国大陸」の沖合に浮かぶ日本。

何が幸いしたのかは分からないが、もしこの列島で感染が爆発的に拡大していたとしたら、日本は世界に、あたかも流行の発生源である中国の一省であるかのような印象を持たれていたかもしれない。

第2章　WHOなしでパンデミックは終わるのか

WHOは中国の味方か

新型コロナをめぐっては、当初から「中国寄り」との批判を浴びることが多いWHO（世界保健機関）とテドロス事務局長だが、本当にその指摘は当たっているのだろうか。

2020年1月末に始まったテドロス事務局長の辞任を求めるオンライン署名は、ついに100万件を超え、5月2日に終了した。

署名集めを行なった「Change.org（チェンジ・ドット・オーグ）」によれば、辞任を求める理由は2020年1月23日、時期尚早として国際的緊急事態（PHEIC）の宣言を見送るなどしてWHOが初期対応を誤ったことにより、世界に新型コロナの感染が拡大したとするもので、責任の一端はテドロス事務局長にあるとした。

2020年4月14日、アメリカのトランプ大統領は、WHOへの拠出金支払い停止を表明した。こちらも、WHOが中国寄りの態度を取ったために初動が遅れ、世界に新型コロナウイルスを蔓延させたからというのが理由だった。アメリカの分担金は、加盟国最多の約4億ドル（約430億円）。WHOの全予算の15％に相当していた。

事務局長選で覇権を広げた中国

WHOとは国際連合の専門機関の1つであり、世界で8000人ものスタッフを抱える巨大官僚組織である。

スタッフの定数は各国の拠出金の金額に応じて決めることが原則で、拠出金額は前章で触れたように2019年まではアメリカ、日本、中国の順に多かったが、2020年に順位が入れ替わり、1位アメリカ、2位中国、3位日本となっている。

日本は長年、拠出金に比してスタッフの数が少ない「アンダースタッフ」国として問題視されてきたが、裏を返すと、WHOにとっての日本は、「金は出すが口は出さない」都合の良いスポンサーという意味だ。

今回の新型コロナ流行に際しても、日本はWHOの呼びかけに応じ、真っ先に1000万ドル（10億円）を拠出。さらに、4600万ドル（49億円）の追加支援を行なった。

ＷＨＯ内で中国のプレゼンスが近年つとに高まっていることはすでに触れたが、ＷＨＯにおける中国政府の猛プッシュは、最近始まったことではない。韓国人初の事務局長であり、任期中に脳出血で死亡した李鍾郁（イ・ジョンウク）氏の後継者を決めるために行なわれた２００６年の事務局長選には、日本の新型コロナウイルス感染症対策専門家会議の副座長を務め（７月４日からは新型コロナウイルス感染症対策分科会会長）、当時、マニラにあるＷＨＯ西太平洋地域事務局の事務局長を務めていた尾身茂氏も立候補したが、２００３年のＳＡＲＳ流行の際、香港の保健当局で対策の指揮をとった中国のマーガレット・チャン（陳馮富珍）氏に敗れている。

当時尾身氏は、「アフリカはすべて私に投票すると約束した」と当選の自信を漲《みなぎ》らせていたというが、この頃から中国政府は、アフリカはもちろんのこと、太平洋の小さな島しょ国にまで熱心に外交努力をしていたようだ。選挙の結果を聞いた尾身氏は大粒の涙を流したそうで、地域事務局長としての残りの任期は、気候変動、文明と生物の共存などの問題に取り組み、花形の感染症の仕事からは遠ざかって過ごした。

２００６年は、外交官だった潘基文（パン・ギムン）氏を韓国人初の国連事務総長に選出した国連事務総長選が行なわれた年でもあった。２００７年から事務総長となった潘基文氏は、台湾は中華人民共和国の一部、すなわち台湾省であるとする「一つの中国（ワン・チャイナ）」ポリシーを全面的に支持。台湾を国連加盟国として認めない姿勢を明らかにしていた。

実はこのことが、10年以上経ったいま起きている新型コロナのパンデミックでも長く尾を引いていることについては後述する。

８年かけた「ＷＨＯ改革」の成果

ＷＨＯを批判する声は、今に始まったことではない。２００９年から２０１０年にかけて流行した新型インフルエンザ対策への国際的批判も相まって、２０１２年からは「ＷＨＯ改革」なる内部改革が始まっている。

パンデミック対策に正解はない。「毎年のインフルエンザのようなもの」と思われたウイルスが思わぬ大被害をもたらすこともあるし、パンデミック実績のある、新型のインフルエンザウイルスが、大した被害も出さずに終わることもある。

２０１４年の新型インフルエンザ・パンデミックの時、ＷＨＯの事務局長は、尾身茂氏と事務局長選を争ってＷＨＯ事務局長となった、あの中国のマーガレット・チャン氏で、ワクチン開発を急ぎ、パンデミック収拾を図ろうとした。しかし新型インフルエンザには、当初思われていたほどの病原性はなかった。残ったのは、ワクチン開発を急がせたのは製薬会社との利益相反があったからだとの疑惑だけだ。

毎年の流行状況に売れ行きが左右されるインフルエンザのワクチンは、製薬会社にとって決して魅力ある商品とは言えない。利益相反の批判自体は一種の陰謀論だと考えられるが、特定の人や国に紐づいた拠出金制度、決定に時間のかかる官僚体質、終身雇用の正規スタッフの高給と手厚い年金制度など、ＷＨＯが多くの問題を抱えているのも事実だ。

そして、目新しさのないこれらの問題を解決するために、ＷＨＯは８年もの間、「改革」を掲げた取り組みを続けてきたのも事実なのである。

２０１９年３月付の医学雑誌『ランセット』の社説によれば、数あるＷＨＯ改革の中でもテドロス事務局長の改革は最悪で、20カ月にもおよぶコンサルテーションの末に発表した改革の中身は、部門とスタッフを分かりにくく入れ替えただけのものだったと酷評している。

先述のとおり、ＷＨＯのスタッフの定数は拠出金の額と比例している。そのため、ＷＨＯへの拠出金額第１位のアメリカは、長年ＷＨＯでもっともスタッフ数が多く、もっとも発言力のある国だった。

しかし、中国が拠出金とスタッフを増やし、事務局長選にまで大きな影響力を持つようになると、WHO内での覇権は次第にアメリカから中国へとシフトしていった。

CDCとは何者なのか

米疾病対策予防センター（米CDC）は、疫学調査からワクチン開発、パンデミックやバイオテロ時の実務まで、感染症対策を包括的に担う「諜報機関」である。


2020年2月、1月20日に横浜港を出発したクルーズ船「ダイヤモンド・プリンセス」号は、鹿児島、香港、ベトナム、台湾、沖縄に寄港した後、日本の領海を航行していた。2月1日、香港で1月25日に下船した乗客が新型コロナウイルス陽性であったことが判明すると、同船は検疫のため横浜沖に停泊することになった。712人の感染者と13人の死者を出すことになるこの船には、乗客2666人、乗員1045人、合計3711人が乗船していた。

多くの日本人にとって米CDCの名は、クルーズ船「ダイヤモンド・プリンセス」号からの下船劇が連日のように報道されていた頃、「日本版ＣＤＣがあれば」とか「ＣＤＣなら横須賀の海軍基地あたりに支援要請を出せただろう」などといった形で初めて耳にしたものだろう。

米ＣＤＣとはまさに、「人類未経験の感染症のクルーズ船でのアウトブレイク」といった特殊な環境での緊急事態にも、科学的かつ迅速に対処することのできる特殊部隊なのだ。

日本で「感染症専門医」とよばれている人は、病院内のスタッフや患者を感染症から守るために働く臨床のエキスパートである。一方で、国立感染症研究所は、厚労省の管轄下にあって疫学調査や基礎研究を行なう組織である。そこで働く人は研究者であり、感染症専門医は臨床家である。いずれも、パンデミック対応に関しては本当の意味でのエキスパートとは言えない。

一方、米ＣＤＣは、病気から「国を守る」、すなわち国防の観点から作られた、保健福祉省（ＨＨＳ）の管轄下にありながらも独立した軍隊のような実働性を持つ組織である。また、アメリカでは毎年、国防総省が国内外の米国海軍病院に多額の感染症関連予算をつけている。

ダイヤモンド・プリンセス号のくだりで、「横須賀の海軍基地」という言葉が出てきたことに、唐突な印象を受けた人もいるかもしれない。しかし、アメリカでは、緊急時に海軍や軍病院が積極的に活用されることは珍しくない。今回のアウトブレイクでも、１０００の病床に１２００人の医療スタッフ、12の手術室、検査室、薬局、放射線施設、ＣＴスキャン、２つの酸素製造施設に、救急搬送用のヘリコプターデッキを完備した海軍病院船「コンフォート」が、ヴァージニア州ノーフォークの海軍基地から、大流行に見舞われたニューヨークやロサンゼルスなどに送りだされた。日本でも自衛隊員として災害時などに働く防衛医大卒の医師や看護師がそれにあたると言えるが、アメリカでは「緊急時」と言うときには、災害やクルーズ船の「事故」などだけでなく、広い意味での「疫病の発生」も念頭に置かれており、多数の医師や看護師が、感染防御の訓練を受け、有事にはすぐ出動できるようになっているのだ。

かつての米ＣＤＣは、大国アメリカの感染症当局であるというだけでなく、国際機関であるＷＨＯそのものと覇権を争うほどの強力な存在だった。ベトナム戦争では化学兵器である枯葉剤を使用、２００１年には炭疽菌事件を経験したアメリカにとって、化学兵器対策に加え、感染症対策（バイオセキュリティ）は国防の要であり、保健福祉省だけでなく国防総省マターでもあった。

CDCが目立たない理由

ところが、今回の新型コロナに関しては、自国が流行の舞台となる3月に入るまで、アメリカの存在は驚くほど希薄だった。なぜか。

歴代アメリカ大統領の中で唯一、軍人や政治家としての経験がなく実業家あがりのトランプ氏は、コスト意識は高いが感染症問題に対する関心が薄く、大統領就任直後から医療研究関連の予算を大幅に削減してきた。

2018年度予算では、米国立衛生研究所（NIH）の予算の18％と米CDCの予算の17％を削減したほか、2019年度予算では、米CDCの海外での感染症関連予算の80％を削減している。

米CDCはこれまで、各国の当局にスタッフを出向させることを通じてデータを収集し、ソフトな諜報活動を行なうことで、海外の各地に国家の枠組みを超えた強力なネットワークを築いてきた。しかし、その活動が弱体化していたことも原因の一つである。

諜報活動と聞くと、ジェームズ・ボンドが活躍するイギリスのスパイ映画「００７」シリーズのような派手な活動をイメージするかもしれないが、実際にはそうではない。医療の問題というのは、他の分野の問題と同様、医学の問題の枠内に収まらない。そして、その枠を外れたところが医療以外の国事に広く利用できる。

たとえば、戦闘状態や政治的な困難がある国で、僻地にまでワクチンを届けたいという場合、誰にアプローチをすればいいのかといった実務的な問題が出てくる。アフガニスタンであれば、それはタリバンであった。アフガニスタンでポリオが再流行するようになったのは、僻地まで馬でポリオワクチンを届けていたタリバン政権が崩壊し、ワクチンの接種率が下がったためである。

現地のネットワーク活用に関するノウハウは、ワクチンを届けるためだけでなく、様々な情報を収集したり、流したりするのにも活用できる。だからこそ、米ＣＤＣは関係の悪い国も含め「支援」や「協力」を名目に、世界中にスタッフを送り込んできたのだ。

ＷＨＯの西太平洋地域事務局で鳥インフルエンザの対策に当たっていた頃に聞いた、こんなエピソードもある。

アメリカとの間で枯葉剤を散布されるという悲惨な戦争を経験したベトナムは、今でも反アメリカ感情が根強い。そのためベトナムは、米ＣＤＣの「支援」や「協力」をなかなか受け入れることがなかった。

しかし米ＣＤＣはある日ベトナム政府に、米ＣＤＣのベトナム系医師であるスタッフを派遣するという形で、ベトナムの現地の視察を受け入れさせることに合意させたのだった。

ところがこの医師、久しぶりのベトナムには妻同伴で行きたいだの高級ホテルを用意しろだのと、遊びにでも行くかのようにはしゃぐばかりでいる。最終日に行なわれたラボの視察でも研究に興味を持っているようには到底見えず、最後の夕食に何を食べたいとか、どこを観光したいといった話ばかりしている。

「いったい何をしに来たのか」とベトナムサイドも呆れていたが、医師の帰国後に分かったことは、同医師がラボの中にいた時間、何者かがＵＳＢメモリを使い、公開していなかった鳥インフルエンザの遺伝子情報をパソコンから全て吸い取っていたということだった。

ウイルスの遺伝子情報は医療品やワクチン開発には欠かせない機密情報であり、エボラ出血熱の際にも欧米各国がそれらを奪い合ったことについては第5章でも詳しく述べるが、今回のパンデミックに関して中国は、「いち早く新型コロナの遺伝子情報を世界と共有した」

として国際協調を強調している。

軽視されたＣＤＣによる諜報活動

話を新型コロナに戻そう。

トランプ政権での度重なる感染症関連予算の削減に加え、２０１４年にオバマ政権下で起きた西アフリカでのエボラ出血熱流行時についた緊急予算が底をつき始めた２０１９年９月、つまり新型コロナウイルスが出現する直前までに、米ＣＤＣは海外での活動拠点を49カ国から10カ国にまで削減していた。

拠点を引き上げた国には中国も含まれており、ロイター通信も、トランプ大統領就任以来2年の間に、米ＣＤＣ北京事務所のスタッフは47人から14人に激減していたと報じている。

歴史に「たられば」はないが、もしトランプ氏が米ＣＤＣの諜報活動をもう少し重視し、北京に米ＣＤＣのスタッフが残っていたら、世界は少し変わっていたかもしれない。

２０２０年2月の会見で、「アメリカにはたくさんの優秀な感染症専門家がいるが、いつもＣＤＣに座っている必要はない。必要な時に集まってもらえばいい」と発言していることからも分かるとおり、トランプ氏自身にも、感染症関連の人材が手薄になっていたことがアメリカでの新型コロナ流行拡大を招き、安全保障を脅かす結果を招いたという自覚はあるようだ。

しかし、多額の余剰が生じることになった、先述のオバマ時代のエボラ関連予算については「無駄だった」と批判的であり、米CDCの諜報能力もあまり評価していないようだ。

フランスやイギリスとは異なり、アフリカに植民地のなかった中国とアメリカにとって、エボラ出血熱の流行は、天然資源に富み、巨大なマーケットでもあるアフリカでの覇権を広げるための絶好のチャンスであった。

しかし、エボラ出血熱が流行し収束した2014年は、11月にアジア太平洋経済協力会議(APEC)首脳会議が北京で開催され、中国が「一帯一路」を提唱してアフリカ各国の心を鷲づかみにした年でもあった。トランプ氏にとってアフリカにおける中国との覇権争いは、米CDCの「国際支援」むなしく〝負け〟との自覚があったとも考えられる。

2020年1月、米保健福祉省はトランプ氏に対し、新型コロナの危険性を再三にわたって警告していたが、完全に無視され続けた。同省は同時に、１月６日より中国当局に対し米ＣＤＣの専門家を武漢に派遣することを提案していたが、こちらも中国に「拒絶」され続けていた。

結局、アメリカが専門家を中国に送ることができたのは、２月に派遣されることになるＷＨＯ専門家チームの一員としてのことであり、米ＣＤＣからは筆者のかつての同僚でもある北京大学医学部出身の中国系スタッフ１名を、国立アレルギー・感染症研究所（ＮＩＡＩＤ）からもう１名を派遣するに甘んじていた。

ＷＨＯ専門家チームは本当に武漢を見たのか？

１月28日、テドロス事務局長と習近平国家主席は北京で懇談し、ＷＨＯ専門家の受け入れに合意していた。この時、両氏の間でどんな会話が交わされたのかは知る由もないが、この合意は、１月30日に発表されることになる「国際的に懸念される公衆衛生上の緊急事態（ＰＨＥＩＣ）」宣言の先送りと引き換えだったことが強く推測されている。ちなみにＰＨＥＩＣは、英語で「偽物《にせもの》」を意味する「フェイク」とまったく同じに発音される。

ＰＨＥＩＣの発表から約３週間後。猛烈なスピードで広がり続ける新型コロナウイルスを横目に、各国からの飛行機の手配や北京での打ち合わせを理由とした長い「調整期間」を経て、ＷＨＯの専門家チームが実際に武漢入りを果たしたのはなんと2月22日になってからのことだった。しかも、流行の中心地（エピセンター）である武漢を調査したのは、たった1日だけだった。

その成果は2月24日、北京のプレジデンシャルホテルで、中国の新型コロナタスクフォースとの合同の記者会見で発表された。

はじめに報告したのは、中国チーム代表の梁万年《りょうばんねん》氏だった。20人のタスクフォースメンバーである中国人の専門家が、流行地の医療機関での検査、治療状況について視察した成果として、主に以下の内容が報告された。

・アウトブレイク発生以来、特記すべき遺伝子変化は起きていない
・感染者の平均年齢は51歳
・78％が武漢のある湖北省からの報告だった
・濃厚接触者との間にエアロゾル感染の可能性あり
・広東と四川はほとんどが家族内感染

・３０００人の医療関係者が感染。ただし院内感染か市中感染かは不明

続いて会見した、ＷＨＯ専門家チームの代表、カナダ人の医師でＷＨＯのシニアアドバイザーであるブルース・エイルワード氏は、「中国はスタジアムを一晩にして複数の人工呼吸器を備えた巨大集中治療室に変えるなど、度肝を抜かれるやり方で対応していた」「中国が未知の感染症に対し、世界が成し遂げたことのない素晴らしい努力を行なった結果、エピカーブ（流行曲線）が変わった」などとして、中国の医療体制、徹底した追跡・隔離政策を驚きと共に絶賛。「新型コロナに罹って治療を受けるのであれば、中国で受けたい」とまで発言した。

この会見時のエイルワード氏の興奮気味で疲れた表情は印象的で、いつまでも筆者の心に残った。しかし、ＷＨＯにおける長年の経験で身についた中国を硬化させないためのポーズなのか、本当に中国を評価したのか判断はしかねた。

恐らくは、その両方だったのだろう。

中国の視察に関する中国での会見で、中国に気を遣わないはずはないが（実際、翌日にＷＨＯはジュネーブでも同じ内容の会見をもう一度している）、昨今の専門誌に発表される中

国の研究者たちの論文を見ても、ＳＡＲＳやエボラ出血熱の経験を経て中国の感染症学が驚くべき進歩を遂げ、世界の第一線に躍り出たことは明らかである。

会見から１カ月以上が経った３月29日、香港の公共放送局「香港電台（ＲＴＨＫ）」のテレビ取材で、台湾のＷＨＯ加盟について問われたエイルワード氏は、「中国についてはもう話した」と、うっかり「一つの中国（ワン・チャイナ）」ポリシーを支持するような発言をして世界の顰蹙《ひんしゅく》を買っているが、こうした不器用さからも、氏の発言や表情から読み取れることは決して嘘ばかりではないと考えるからだ。

会見の翌日、ＷＨＯのウェブサイトには、中国における新型コロナ患者７万５４６５人を対象とした詳細な報告書が掲載された。しかしその内容は、第１章で中国ＣＤＣが自らのウェブサイトで視察１週間前の２月17日に発表したと書いた、新型コロナ患者７万２３１４人を対象とした、世界初の大規模データとほぼ同じで、目新しいことはなかった。

その後アメリカ政府は４月末になってから、ＷＨＯ専門家団の一員として米ＣＤＣとＮＩＡＩＤから派遣したアメリカ人の専門家は武漢視察のチームからは外され、武漢の視察を行なうことができなかったと発表した。また、武漢入りしたほかのＷＨＯ専門家チームのメンバーも病院や検疫施設を視察しただけで、危険なウイルスを取り扱うことのできる「ＢＳＬ４（バイオセーフティレベル４）」ラボと呼ばれる実験施設のある武漢ウイルス研究所や市場の視察は行なっていないことも明らかにした。

これらは２月24日の北京での合同記者会見では触れられることがなく、この時初めて明かされた事実である。

ＷＨＯは中国に、１月28日のＷＨＯ専門家チーム受け入れ北京合意から25日間という長い「調整期間」を与えてしまったばかりか、肝心の武漢視察も政治的かつ表面的なもので、ただでさえリードしていたワクチン開発などに関するさらなるリードを中国に与えていたことが露呈したのだった。

流行が世界中に広がりＷＨＯがパンデミックを宣言したのは、この視察よりもさらに後の３月11日だった。

待っていたのは、ウイルスが自国にばらまかれることにより、各国はやっとこのウイルスの検体を手に入れ、調査と研究を本格的に始められることになるという、皮肉な状況だった。

「中国ウイルス」と言い始めたトランプ

２０２０年2月中旬、「アンダーコントロール」を豪語していたアメリカでは、新型コロナ対策として緊急承認した迅速検査キットの精度に不備があったことが判明した。急きょＰＣＲ検査に切り替えて感染者の追跡を始めたが、ウイルスはすでに蔓延していた。

慌てたトランプ首相は2月26日、１月29日に結成していた「ホワイトハウス・コロナウイルス・タスクフォース」のトップを、保健福祉省のアザー長官からペンス副大統領に交替した。

タスクフォースのトップ変更は、トランプ氏が保健福祉省と米ＣＤＣに対してますます無用との思いを募らせたものとも、単に中国との交渉に失敗したアザー長官に見切りをつけたともとれる。いずれにせよ、ここへ来てやっとアメリカでも「国防」の問題として新型コロナと向き合う姿勢が示されたことになる。

ニューヨーク州で３月１日に１人目の感染者が確認されてから、医療崩壊を起こすまでのスピードは速かった。３月13日には国家非常事態宣言を発表。感染拡大に歯止めはかからず、国民からは「対策が遅かった」との厳しい批判がトランプ氏に向けられるようになった。トランプ氏が「中国ウイルス」という言葉を使い出したのは、そんな批判の最中の３月16日のことだった。全米の死者は３月末までに４０００人超。それでも「わたしはアメリカのチアリーダーだ」と楽観的な回答を続けていたトランプ氏だが、４月７日には、今度はＷＨＯを「チャイナセントリック（中国中心主義）」と批判した。

注目したいのは、テドロス氏が、ＷＨＯとテドロス氏は中国寄りだとのインターネット上の批判はアメリカではなく「３カ月前に台湾から来たものだ」とコメントしたことだ。これに対し４月９日には、台湾がＷＨＯに謝罪を求める騒ぎにまで発展している。

４月11日、台湾は、昨年12月31日にＷＨＯに送った公電で、「武漢で特殊な肺炎が発生し、患者が隔離治療を受けている」と警告していたことを示す文書を公開。ヒト‐ヒト感染の可能性を12月の段階から指摘していたにもかかわらずＷＨＯは取り合わず、１月中旬まで「ヒト‐ヒト感染の証拠はない」としていたことは重大なミスであるとして抗議した。

ここで思い出して欲しいのは、国連の「一つの中国（ワン・チャイナ）」ポリシーだ。国連機関であるＷＨＯは、国連のポリシーの下、「加盟国の政府」と仕事をする組織だ。

ＷＨＯにしてみれば、中国の一省にすぎない台湾から連絡がきても、それを受理する正式なルートは存在しない。たとえば、福岡県がＷＨＯに「隔離が必要な、特殊な肺炎が起きています」という文書を直接送りつけたところで、ＷＨＯとしてはまず日本政府に確認を取るしかないのと同じで、まずは中国政府に確認を取るのが筋だ。

ＷＨＯが中国政府から武漢の肺炎クラスターの報告を受理したという日も、台湾が電文を送ったという日も、同じ12月31日であると主張されてきたのは興味深い事実である。

進藤奈邦子さんの思い出

ワン・チャイナ・ポリシーと言えば、思い出すことがある。

医者になりたてか、まだ医学部の学生だった頃だ。ジュネーブにあるＷＨＯ本部に、現在ＷＨＯシニアアドバイザーを務める進藤《しんどう》奈《な》邦子《ほこ》さんを訪ねたことがある。彼女がＮＨＫの『プロフェッショナル　仕事の流儀』に出て有名になる前のことだ。進藤さん自身、外科医から国立感染症研究所のスタッフという異色の転身を遂げ、感染研からの出向を経て、ＷＨ

Ｏに残ると決めたか決めていないかくらいの頃のことだったと思う。

国際保健の道に進むか、臨床や研究の道に進むか迷っていた筆者に、進藤さんはこう言った。

「ＷＨＯは発展途上国で医療行為を行なう組織ではなくて、各国の厚労省と仕事をする組織。つまり、ＷＨＯの仕事は、世界共通のガイドラインを作ったり、各国の保健当局にアドバイスをしたりする仕事。『国境なき医師団』のような仕事をイメージしているのであれば、がっかりするかもしれない。政治的な立ち回りも必要とされるしね」

その後、筆者はＷＨＯの西太平洋地域事務局に2カ月限定の短期スタッフの仕事を見つけ、事務局のあるマニラに赴任した。仕事を始めたのは、進藤さんと同じ新興感染症やパンデミック対策を行なうチームだった。

マニラで働きたての頃、進藤さんに教わった「ＷＨＯは加盟国の政府と仕事をする組織である」という話もすっかり忘れた私は朝のカンファレンスで、「香港ＣＤＣの方が中国ＣＤＣよりキャパシティがあるのに、なぜ香港ＣＤＣと直接仕事をしないの？」と無邪気に質問して地雷を踏んだことがある。中国人のチームメイトに、「ワン・ＷＨＯ・ポリシーと同じで、ワン・チャイナ・ポリシーがあるからよ」とにこやかに教えられた。

ＷＨＯは、ジュネーブにある本部を頂点に、アフリカ（ＡＦＲＯ）、アメリカ（ＡＭＲＯ）、東地中海（ＥＭＲＯ）、東南アジア（ＳＥＡＲＯ）、西太平洋（ＷＰＲＯ）、ヨーロッパ（ＥＵＲＯ）と不可思議な区分をされた６つの地域事務局（リージョナルオフィス）と、その下に各国事務局（カントリーオフィス）を持つピラミッド構造をしている。

ワン・ＷＨＯ・ポリシー、すなわち「一つのＷＨＯポリシー」とは、現場から遠いジュネーブの本部と地域事務局、ひいては各国事務局との間には、流行状況の認識やガイドラインの捉え方などにギャップがあるものだが、外から見れば、ＷＨＯといえばＷＨＯ一つしかないのだから、ワンボイスで情報発信をしていくものとするというポリシーだ。

国内の現場と官邸や厚労省だって、色々な齟齬《そご》がある。各国の流行や臨床の現場から、政争に明け暮れるジュネーブまでの距離が果てしなく遠いことは想像に足るだろう。

政治的立ち回りがうまいわけでも厚労省につながりがあるわけでもない筆者は、ＷＨＯに長く残ることはなかったが、２カ月のはずだったＷＨＯとの契約を延長してマニラでしばらく働き、その契約が終わっていったん日本に帰った後も、またしつこく別の契約を得てＷＨＯのバンコクのオフィスで働くことになった。

そういえば臨床医になるべきか公衆衛生医になるべきか迷っていたあの時、進藤さんに、「先生は臨床の仕事はもういいんですか?」と尋ねた。

すると、「私みたいに10年くらい外科医をやれば、教授を目指すか開業するかというところ。毎日手術をしていたんだから、半年も手を動かせばまた思い出すでしょ。あまり心配せず、やりたい道を進んだらいいと思う」という言葉が返ってきたのを覚えている。

その後、テレビを見て、進藤さんが2人の子どもを育てながらジュネーブに残る道を選んだことを知った。そして新型コロナのパンデミックでも変わらず、NHKも取り上げる数少ない女性医師（NHKが取り上げる専門家はほぼ全員が男性、数少ない女性の専門家はなぜか医師以外だ）として活躍する姿を見て、勝手に頼もしく思っている。

AIを駆使した「噂の監視」

筆者はかつて、マニラにあるWHOの西太平洋地域事務局で、「噂の監視（rumor surveillance)」と呼ばれる仕事をしていた。

ある感染症が世界のどこかで発生してから、WHOが正式な報告を加盟国政府から受け取るまでには時間がかかる。そのため、ＷＨＯは「原因不明の病気（undiagnosed disease）」「原因不明死（unknown death）」などといったキーワードでＳＮＳやメディア上の感染症に関連する情報をチェックし、新興感染症の発生を監視している。

筆者がＷＨＯにおける最初の任務として担当していたのは、このＷＨＯの新興感染症対策の基礎となる作業だった。

「村の豚１０００頭が一晩で死んだ」「同じ村で１週間に４人の人が急死した」こんな嘘とも本当とも分からない情報をキャッチすれば、ＷＨＯは必ずその国の政府に問い合わせを行ない、情報共有を促す。

かつてはキーワード検索の手作業で行なわれていた噂の監視は現在、人工知能（ＡＩ）を用いて体系的かつ徹底的に行なわれている。ＷＨＯが拾い上げる噂は、毎月約７０００件。ＷＨＯはそのすべてについて各国に照会を行なっているが、うち約３００件は、各国政府の調査を必要としているという。

２０２０年４月20日、ＷＨＯの定例記者会見で、ＷＨＯ緊急事態プログラム局長のマイク・ライアン氏は、ＷＨＯが「噂の監視」を通じて武漢の原因不明肺炎についての情報をキヤッチした経緯について以下のように発言している。

「12月31日は、ＷＨＯの公開情報に基づく疫学情報サービス〝イーオス（ＥＩＯＳ）〟のプラットフォームのひとつ〝プロメド（Pro-MED）〟から武漢の原因不明肺炎についての情報をキャッチした日だ。同じ日に台湾の保健当局から『7、8例の〝典型的ではない肺炎〟が発生しているという情報が武漢のメディアに出ているが、ＳＡＲＳではないか』との連絡があった。台湾からの連絡にあったレファレンスはＷＨＯでも把握していたメディア記事だけで、同じ日に中国政府からも武漢で肺炎のクラスターが出ているという連絡があった。ＳＡＲＳではない、インフルエンザかもしれないという内容だった」

ＷＨＯが武漢での原因不明肺炎の発生について知ったのも12月31日。中国から直で「ＳＡＲＳではない」との報告があったのも12月31日なら、台湾だけでなく他の国からも似たような照会があったのも12月31日であり、台湾からの〝警告〟に何ら目新しい点はなかったというのだ。

ＥＩＯＳとは、ＷＨＯ、ＦＡＯ（国際連合食糧農業機関）、ＯＩＥ（国際獣疫事務局）などの国際機関のほか、米ＣＤＣ、欧州ＣＤＣ（ＥＣＤＣ）、日本の国立感染症研究所も参加する「Epidemic Intelligence from Open Sources」の略称である。メディア記事や当局の発表などの公開情報に基づく疫学情報を提供するサービスであり、ＷＨＯによれば現在、Ｇ７のすべての国が、ＥＩＯＳを国としての感染症対策の基本システムとして採用している。

ＥＩＯＳの一端をなす「プロメド（Pro-MED）」とは、国際感染症協会が提供する、アメリカを拠点としたデータベース「Program for Monitoring Emerging Diseases（新興感染症モニタリングプログラム）」の略称である。筆者もＷＨＯ時代にはそのメーリングリストに登録し、噂の監視を行なっていた。

同じ日の会見でマイク・ライアン氏も、「ＷＨＯは数十年前、プロメドに協力してカナダの感染症疫学データベース、〝ＧＰＨＩＮ〟（ジーフィン、Global Public Health Intelligence Network）を立ち上げた経験もある」と発言しているとおり、ＥＩＯＳにはその他にも、１９９０年代後半に作られたこの「ＧＰＨＩＮ」や２００６年につくられたボストン小児病院の「ヘルスマップ（HealthMap）」など、単体でも極めて優れた感染症情報監視ネットワークが参加している。

注目すべきは、ＥＩＯＳの資金源だ。

ＥＩＯＳのウェブサイトの末尾に記された、ＥＩＯＳへの出資者を見てみると、

２０１９年、オーストラリア外務貿易省
２０１７／２０１８年、カナダ国際関係省、兵器削減プログラム
２０１９年、ドイツ保健省
２０１８／２０１９年、日本厚生労働省
２０１７年から現在、米疾病対策予防センター（米ＣＤＣ）
２０１９年／２０２０年、アメリカ国際開発庁（ＵＳＡＩＤ）
２０１９年／２０２０年、ビル＆メリンダ・ゲイツ財団

とあり、各国の保健当局や感染症当局、慈善団体からの出資だけではなく、外交や軍事当局からの出資もあることが分かる。

先に挙げたカナダの「ＧＰＨＩＮ」のミッションも、「シーバーン（ＣＢＲＮ）」と呼ばれる、「化学（chemical)、生物（biological)、放射性物質（radiological)、核（nuclear）による公衆衛生上の脅威に備えるための早期警告」である。

ＣＢＲＮの各頭文字の後に「兵器」という言葉を添えれば、「化学生物兵器」「核兵器」などとなることからも明らかなように、世界の多くの国では、感染症情報の監視が、テロや戦争を想定した国防対策の一環として位置づけられていることが分かるだろう。

興味深いことに、ＷＨＯにとっては世界第2のスポンサーである中国のスタッフや組織は、ＥＩＯＳのコアチームのメンバーにもコーディネーターにもなっていない。

２０１９年大みそかの噂を検証する

4月20日の会見で、ライアン氏はこう続けている。

「世界に原因不明の肺炎はたくさんある。どの年でも何百万とある。特にインフルエンザ・シーズン真っただ中だったこともあり、詳細は待つしかなかった。

ＷＨＯは12月31日、台湾以外の国からも同じような情報を受け取っていた。プロメド(Pro-MED)のレポートは台湾からの連絡よりもずっと詳細で、ＷＨＯは同日、ＩＨＲ(国際保健規則)に基づき、加盟国の各国事務局に国際的な感染拡大の危険性があることを警告した。

１月１日、ＷＨＯは12月31日の報告が事実であることを中国政府に確認した。ＩＨＲによれば、要請を受けた国は24から48時間以内に必ず回答をしなければならない。12月31日の台湾からの情報はヒト‐ヒト感染に関することには何ひとつ触れておらず、純粋にＷＨＯに〝適切な情報を求める〟とするものだった。以上の事情が混乱を招いていると思う」

確かに、原因不明の肺炎など世界にいくらでもありそうだ。

しかし、具体的には世界でどのくらいの数の新興感染症の発生の可能性が否定できない原因不明の肺炎が「報告されている」のだろうか。

筆者はライアン氏の発言を検証するため、「Pro-MED」のウェブサイトで、北半球のインフルエンザシーズンを広くとり２０１９年９月１日から12月31日の期間を対象に、「肺炎」「中国」のキーワードで検索をかけてみた。

すると、ヒットしたのは「２０１９年12月30日、原因不明肺炎―中国（湖北省）ＲＦＩ」の１件だけ。

次に「中国」を外し、同じ期間で「肺炎」だけで検索しても、今度は11月24日と25日付の「学童期の子どもたちの市中肺炎（アメリカ・ウェストバージニア州）」各１件が追加でヒットするだけである。

そこに「インフルエンザ」のキーワードを足し、「肺炎」「インフルエンザ」のキーワードで同じ期間を対象に検索をかけても、それらしきはＷＨＯ自らが世界のインフルエンザ流行状況をまとめたものを投稿した12月29日付「インフルエンザ：ＷＨＯグローバルアップデート」だけだった。

次に「Pro-MED」でヒットした件の投稿、「２０１９年12月30日、原因不明肺炎―中国(湖北省)」を見てみた。そこには、英語に自動翻訳された２つのメディア記事が掲載されていた。

１つ目の記事は、２０１９年12月30日、『新浪財経』の「武漢の原因不明肺炎の検査結果は分かり次第報告の予定」と題された記事だ。

(https://finance.sina.cn/2019-12-31/detail-iihnzahk1074832.d.html?from=wap)

昨日（２０１９年12月30日）、武漢市衛生健康委員会医政医管局による「原因不明肺炎の治療に関する緊急通知」という政府機関書類がインターネット上で広く拡散された。

今朝（12月31日）、本紙記者が武漢市衛生健康委員会のホットライン１２３２０に電話して確認を取ったところ、この書面は本物であることが確認された。１２３２０の電話スタッフは、どんな肺炎なのかについてははっきりしないと答えた。

上記文書は、武漢のいくつかの医療施設で原因不明の肺炎の患者が相次いでおり、すべての医療機関は外来と救急の管理を強化し、原因不明肺炎を発見し治療することに尽力すること、治療の拒否はしないよう求めるとし、呼吸器、感染症、集中治療など診療科の連携が必要であると強調する内容となっている。

武漢市当局からのもう一つの文書「武漢市衛生健康委員会による原因不明肺炎の治療の情況に関する緊急通知」によれば、市内にある華南海鮮市場に関係する人の間で原因不明の患者が次々に報告されているという。原因不明肺炎の定義は、38度以上の熱、肺炎もしくは重症呼吸器症候群の画像、発症初期の白血球・リンパ球の減少、３から５日の抗生物質による治療で改善しないことの４つの条件が同時に満たされる肺炎を指す。

原因不明肺炎の第１号患者は華南海鮮市場から出たものと考えられる。

１２３２０ホットラインの担当者によれば、武漢ＣＤＣは治療にあたる病院で検体採取を行ない病原体の同定を急いでいるという。また患者たちは治療を受け、他の医療施設を訪れることのないよう隔離されている。武漢には中国一のウイルス研究所があり、結果は分かり次第発表する。

２つ目は、２０１９年12月31日付、『新浪科技』の「原因不明肺炎の患者を武漢の複数の病院で隔離　ＳＡＲＳかどうかは未確認、市民は冷静に」と題された記事だ。

(https://tech.sina.com.cn/roll/2019-12-31/doc-iihnzhfz9428799.shtml)

２０１９年12月31日、武漢にある複数の病院が、原因不明肺炎の治療に関する緊急会議を開いた。『21世紀経済報道』紙の記者によれば、原因不明肺炎の患者が華南海鮮市場から次々に報告されているという。

患者たちは受診した病院で隔離され、華南海鮮市場は封鎖されている。しかし、複数の病院関係者によれば、患者の病因は不明であるが、ウェブ上で噂になっているとおりＳＡＲＳだと結論づけることはできないとしている。仮に原因がＳＡＲＳであったとしても、ＳＡＲＳの予防と治療法は確立しており、市民はパニックを起こす必要はない。

２０１９年12月31日、湖北省当局からの報告によれば、武漢市衛生健康委員会が２０

１９年12月から行なっているインフルエンザ様疾患サーベイランス（監視）によって、27例のウイルス性肺炎を疑う患者が発見され、全例がウイルス性肺炎・肺感染症と診断されている。27例中７例は重症であり、残りは管理可能な状態である。２例は回復傾向にあり、近日中に退院の予定だ。調査によれば患者のほとんどが、武漢市江漢区にある華南海鮮市場で業務に携わっていた人たちであることが分かっている。

国家衛生健康委員会は、12月31日朝、現地に専門家グループを派遣することを決定した。現在までのところ、ウイルスの同定、隔離・治療・世論管理・消毒等の措置が実施されている。

12月30日夜、武漢市衛生健康委員会の出した「原因不明肺炎の治療に関する緊急通知」が拡散され、同文書は複数筋から実物であることも確認された。ある著名な三次救急病院の医療スタッフは、12月31日の朝、「この問題について会議を持つ予定だ」と話していたが、肺炎の原因は分かっておらず、詳細については現段階では開示できないという。現在、武漢市衛生健康委員会のホットライン１２３２０とウェブサイトは、いずれもアクセス不能となっている。（後略）

つのる「最初の噂」への疑い

4月20日の会見でテドロス事務局長は、マイク・ライアン氏が台湾がヒト‐ヒト感染について警告したという公電に関するコメントを終え、司会のタリク・ヤシャレビチ報道官が次の質問に移ろうとすると、手元にある自分のマイクのスイッチを入れて以下のように念を押した。

「マイクは上手に答えてくれたと思う。ただ、もう一度わたしから明確にしておきたいのは、WHOに最初に届いたメールは台湾からのものではなかったこと、また他の多くの国が台湾と同じように武漢の肺炎の報道に関するクラリフィケーション（説明）を求めていたということだ。

最初の報告があったのは武漢、つまり中国からだった。台湾は単に説明を求めていただけだった。台湾はヒト‐ヒト感染については何も触れていなかった。この点については明確にしておく必要がある。他の国や組織と同じように説明を求めていただけだ。台湾が求めていたのは、中国のレポートに対する説明に過ぎない。

１つ目のファクトとして、報告は中国から真っ先に来たということ、２つ目に、台湾を含むすべての国は説明を求めていただけ、それ以上の何ものでもない」

テドロス氏の語気は力強く、表情にも嘘偽りはないように見えた。

しかし、ＷＨＯは本当に、武漢の原因不明肺炎の噂を12月31日に初めてキャッチしたのだろうか。

人工知能（ＡＩ）で管理されたＷＨＯの噂の監視システム「ＥＩＯＳ」が監視の対象としているのは、「Pro-MED」が拾ってくるメディア記事だけではない。

ツイッターなどＳＮＳや個人のブログに上がる不確かな情報も、れっきとした監視の対象だ。

噂の監視を今も手作業で行なっているというのであれば、漏れも限界もあるだろう。しかし、現在の噂の監視は、ＡＩを用い多言語で行なわれている。「Pro-MED」からの情報は、筆者がＷＨＯで利用していた頃から比較的遅く、原則としては英語ベースで、ＳＮＳ上の噂などはある程度のボリュームを持って記事化されてからしか上がってこないものだった。しかし、今のＷＨＯであれば「Pro-MED」の網にメディア記事がかかるのを待つまでもなく、ＳＮＳ上の情報を拾っていたはずだ。

思い出して欲しい。２０１９年12月31日、ＷＨＯが「Pro-MED」からキャッチしたという〝初報〟の内容は、「武漢市の保健当局が原因不明肺炎についての緊急通知を出したこと」がインターネット上に噂として広がり、地元メディアが当局に本物の文書かどうか確認を取ったというものだった。

なぜ、「当局が警告の文書を発表した」という噂について地元メディアが確認したという記事が、原因不明肺炎発生に関する「最初の噂」なのか。それよりも前に、原因不明肺炎そのものについての噂がインターネットに何一つ上がっていなかったというのはあまりにも不自然ではないだろうか。

武漢肺炎「第０号」患者

２０２０年１月24日、中国人研究者グループによって医学誌『ランセット』に発表された論文によれば、新型コロナの最初の患者が確認されたのは２０１９年12月８日で、その患者が症状を現したのは12月１日となっている。

ＷＨＯも中国政府から同じ報告を受けているとしていることもあり、武漢肺炎「患者第１号」の発生は公式には「12月１日」とされている。

しかし、武漢肺炎「患者第０号」の発生時期については諸説ある。

３月13日、香港の英字新聞『サウス・チャイナ・モーニング・ポスト』が政府のデータを確認したところ、「患者第０号」は55歳の男性で、２０１９年11月17日に出現した可能性があるとの報道があった。

同紙によれば、11月17日から12月15日までの間に毎日１から５人の患者が報告されて累計27人となり、12月17日には新規感染者が２桁台に、12月20日には確定診断例が60例にまで上っていた。12月27日には、湖北省中西医結合医院の医師・張継先《ちょうけいせん》氏が中国当局に新型コロナウイルスによるものだと報告したことにより、中央政府も初めて新型肺炎が発生しているとの認識を持ったとするものだ。同日までに１８０人が感染。大晦日には感染者は２６６人に上り、２０２０年元日には３８１人にまで膨れ上がったが、「現場の医師たちの間でも12月27日までは新型肺炎との認識がなかった」とする。

また２０２０年６月には、米ハーバード大学とボストン大学が、衛星写真を使って病院に出入りする人の数を解析したところ、２０１９年の８月から増え始め12月にはピークに達したことを傍証に、「２０１９年８月には新型コロナウイルスの流行が始まっていた可能性がある」と発表した。

香港の英字紙『サウス・チャイナ・モーニング・ポスト』は、中国政府寄りとして知られるメディアである。同紙が確認したという政府のデータは非公開だそうで、同紙が非公開データをどうやって入手したのかも明らかにされていない。そもそも毎日１から５人の感染者が報告されていたのに、11月17日から12月15日までの４週間で27人しか感染者がいないというのも計算が合わないし、12月20日の確定診断例が60例というのも、何を根拠とした確定診断であるのかは不明だ。

よって同記事の内容については慎重に受け止める必要があるし、ハーバード大とボストン大の解析についてはまったくの憶測の域を出ないと言ってよい。

しかし、だ。

大事なことは、２０１９年夏から11月頃までに起きたであろう武漢肺炎「第０号」患者の発生から、中国政府とＷＨＯがネット上の「最初の噂」だと主張する「当局が警告の文書を発表したという噂」が記事化された２０１９年12月31日までの間に、武漢での新型肺炎発生そのものについての噂はインターネット上のどこかに出ていたことが強く推測される点である。

そして、ＷＨＯはその時点で、すなわち12月31日よりもずっと前に、中国に対し何らかの照会を行ない、返事を待っていたと考えられる点だ。

パンデミック・ポテンシャル

２００２年から２００３年のＳＡＲＳ流行時、産経新聞の中国特派員として活躍した福島香織氏は、近著『新型コロナ、香港、台湾、世界は習近平を許さない』（２０２０年5月刊、ワニブックス）で、習近平政権では、鄧小平政権以来の伝統であった共産党の集団指導体制は失われ、現場の状況把握がおろそかになっていたため、武漢の原因不明肺炎について中央政府に情報が上がるのに時間がかかり、12月27日になったと分析している。

つまり、パンデミック対応の初動が遅れた原因は習近平体制の中国にあり、中国政府は新型コロナの発生について「把握から4日後」の2019年大晦日と、比較的迅速にWHOに報告を行なっているということになるのだが、わたしの見立ては少し違っている。

くり返し述べているようにWHOには、加盟国政府を経由せずに新興感染症の発生をキャッチするための「噂の監視」という洗練されたシステムがある。「噂の監視」は、新型ウイルス発生の現場から加盟国政府へ、加盟国政府からWHOに正式な報告が上がってくるまでにかかる長いタイムラグを克服し、新型ウイルスが出現した際には一刻も早く世界に警告を発するために、WHOが重要視しているシステムであり、AIを用いてシステマティックに行なわれている。

もっとも、わたしたち2人の主張の違いは、中国に軸足を置いて見るか、WHOに軸足を置いて見るかの違いであり、同じ真実について別の側面から語っているだけにすぎないのかもしれない。あるいは、真実はわたしたち2人が見ている何かの間くらいにあるのかもしれない。

しかし、先述のWHO専門家チームの武漢派遣が約1カ月もの時間を要したという事実からしても、WHOの照会に対して中国政府が返事を寄こすまでに、たった4日しかかからなかったというのは、少し中国に好意的過ぎる見立てのように思うのだ。

今もなお中国が、ＷＨＯからの照会に迅速に答えることをしない国であることや、ＷＨＯが重大なスポンサーに強くものを言う力のない組織である点については同情する。ＷＨＯは回答を急かすことにより、中国が硬化するのを恐れていたことも想像に足る。

だが、ＷＨＯの本来の役割は、国際的な感染症対策を調整する国連専門機関として必要な情報を集め、必要な警告をタイムリーに行なうことだ。

パンデミック傾向を疑う新ウイルスの出現の可能性を２０１９年の大晦日より早いうちから認識しながらも、中国政府から回答を得ることができていなかったのだとすれば、結果として「ＷＨＯは中国寄り」との批判を逃れるのは難しいのではないか。

拠出金の金額に応じてスタッフ数が決まり、発言力も決まる国連組織の構造を考えれば、ＷＨＯが時に中国寄りであったり、時にはアメリカ寄りであったりするのも当然だという主張にも一理ある。実際、少なくとも筆者がいた頃のＷＨＯは、中国政府はもとより、アメリカ人スタッフやアメリカ政府の顔色をうかがった組織だった。

数々の批判を受けつつも、ＷＨＯは今も新型コロナに関する最新論文やプレスリリースを集め、それを科学的に評価してガイドラインや会見の形で世界に発信するという仕事を通じて、何とかその役割を保っている。筆者も会見を毎回欠かさず聞き、流行状況や新しい知見の網羅的アップデートに努めている。

しかし、ＷＨＯが優先すべき仕事は、論文やリリースをおもむろに評価し、あまり当てにされなくなったガイドラインや推奨をウェブサイトで更新していくことではない。確たるエビデンス（科学的証拠）がないことを理由にマスクの推奨が遅れたことや、新型コロナの空気感染についてあいまいな姿勢をとり続けることに対し、厳しい批判も上がっている。

ＷＨＯの一義的役割は、パンデミックを一日も早く終わらせるために、国と国との間に入って、政治的調整を行なうことだ。

ＷＨＯは政治的な組織構造を持つ、国連システムの一部なのだから。

ＷＨＯはその事実を改めて自覚することを通じ、世界に早期警告（early warning）を行なうという肝心な仕事に失敗したことを公に認めるべきだろう。

加えて、成果らしい成果のなかった武漢へのＷＨＯ専門家チーム派遣にも1カ月という長い時間を要し、情報もデータもなく無防備なままの世界にウイルスを広げてしまったことについても謝罪して出直すべきだ。

ＷＨＯのウェブサイトには、新型コロナに関する会見の会見録がアップされているが、なぜか国際的緊急事態宣言についての緊急会議を招集した1月23日以降のものしかない。

しかし、筆者はそれより前に行なわれたＷＨＯの最初か2回目の記者会見で、テドロス氏が、「私が事務局長の間にこういう事態が起きること、これが唯一の悪夢だったが、現実となった」と額に汗を浮かべながら発言したのをはっきりと記憶している。

途中から週3回になった会見は、当初、毎日行なわれていたが、原因となるウイルスが、国際的緊急事態やパンデミックを引き起こす感染力や病原性を持っているのかもはっきりしないのに、なぜＷＨＯは毎日会見しているのだろうと不思議に思って見ていたものだった。いやむしろ、あまたある他の原因不明肺炎と区別して考える必要を感じさせるようなデータが何も上がってきていないにもかかわらず、ＷＨＯが異様なほど慌てた様子でいるのを見て不安を募らせたというのが正確だろう。アメリカのトランプ大統領だけでなく、国内外の科学者の多くが、「多くは軽症か無症状でインフルエンザのようなものだろう」と評価し、ざわつき始めた世界に冷静を呼びかけていた頃の話だ。

２０１９年12月31日のテドロス氏は、このウイルスの持つ「パンデミック・ポテンシャル」について、すでに十分に理解していたのだろう。

中国のＳＮＳには、遅くとも２０１９年10月の終わりまでに「武漢肺炎」の噂が上がっていたが、すべて消されたという「噂」がある。

武漢ウイルス研究所（WIV）の噂

台湾がＷＨＯに公電で原因不明肺炎の「ヒト‐ヒト感染」の可能性を警告していたという話とほぼ同時に出てきたのが、４月14日に米『ワシントン・ポスト』紙がスクープした、２０１８年に在北京アメリカ大使館がホワイトハウスに送っていたという別の公電のニュースだった。

アメリカ大使館は、２０１８年１月から３月にかけて、環境・科学・技術・医療の担当官を数回にわたって「武漢ウイルス研究所（ＷＩＶ）」に派遣した際、ラボ内では杜撰な管理状況の下、コウモリから採取したコロナウイルスの実験が行なわれているのを確認しており、このようなウイルスが人に感染することがあればＳＡＲＳのようなパンデミックが起きかねないと、公電で指摘していたという内容だ。

新型コロナの起源は、武漢の市場とは言われているものの、今日まではっきりとしたことが分かっていない。武漢の研究所で作られた人為的なウイルスであるというまことしやかな噂は、新型コロナ流行が世界に認識されはじめた当初からあったが、きっかけは、２０１７年2月に科学誌『ネイチャー』の編集部が執筆したニュース記事「中国のラボ、危険な病原体の研究を行なう準備が整う（Inside the Chinese lab poised to study world's most dangerous pathogens）」が注目を浴びたことだった。

騒ぎを重く見た『ネイチャー』編集部は２０２０年1月、「２０１９年12月に始まったコロナウイルスの流行に関し、この記事をもとにした裏づけのないストーリーがいくつも生まれているが、ネイチャー編集部はその証拠となるものをひとつも知らない。科学者はコロナウイルスの起源は市場だったと考えている」と註を付すに至っている。

前章でも述べたが、中国は近年、国防としての感染症対策に力を入れてきた。特に「ＢＳＬ４（バイオセーフティレベル４）ラボ」と呼ばれる、エボラ出血熱などの高度に危険な病原体を扱える施設の建設に力を入れており、２０２５年までに、中国全土に5から7つのＢＳＬ４ラボを建設するとしていた。そして２０１８年1月、建設費3億元（約45億円）を投じた悲願の「本土初」のＢＳＬ４を、先述の武漢ウイルス研究所の中に稼働させているのだ（竣工は２０１５年1月）。

ＢＳＬ４は、原発や軍事基地などと同様、建物ができた後も、停電など有事を想定した様々なテストを十分に行ない、安全性が確認されてから稼働するのが世界のスタンダードだ。稼働までのテストには最低でも2年、最新式の複雑な構造を備えたＢＳＬ４であれば5年はかかる。武漢ウイルス研究所のＢＳＬ４建設が決まったのは、ＳＡＲＳが流行した２００３年のこと。構想から15年、竣工から3年という時を経て開設した悲願のＢＳＬ４だった。

『ネイチャー』の騒ぎの後も、武漢ウイルス研究所については、実験中だったコロナウイルスにスタッフが感染して新型コロナが広がったという説や、実験動物が同研究所から市場に売られたために広がったという説、武漢ウイルス研究所のスタッフ自らが実験動物を食べたという説など、武漢ウイルス研究所を新型コロナウイルスの発生源とする諸説が後を絶たなかった。

新型コロナワクチンの開発を行なう、バイオベンチャー「アンジェス」の創業者で大阪大学教授の森下竜一氏に尋ねると、「30年ほど前は日本人の研究者でも、感染性のない実験動物の豚なんかは食べていたと聞いたことがあります」と話した。

しかしながら、武漢ウイルス研究所をめぐるいずれの説にも確証はなく、今後も確たる証拠が出されることはないだろう。米『ワシントン・ポスト』紙も、前出の中国の国威をかけたＢＳＬ４批判記事について、情報源を明らかにしていない。

中国はいつからワクチンの開発を始めていたのか

２０２０年１月７日、中国政府は、原因不明肺炎の原因が新型のコロナウイルスであることを特定したと発表し、３日後の１月10日には同ウイルスの遺伝子配列を世界で初めて「ウイルス遺伝子データベース：Global Initiative on Sharing All Influenza Data（ＧＩＳＡＩＤ）」にアップした。

中国は「可能な限り速やかに」新型ウイルスの遺伝子配列を公開したという、ただこの一点をもって「世界と迅速に情報共有を行なってきた」とくり返し強調してきた。

ＷＨＯも、中国は１月12日には遺伝子配列を公式に共有したとして、中国の初期対応には抜かりはなかったという評価でいる。くり返すが、ウイルスの遺伝子配列の情報は、検査キットやワクチン、治療薬などの開発に欠くことのできない知的財産である。

6月19日時点で、ウイルス遺伝子情報データベース「ＧＩＳＡＩＤ」にアップされている新型コロナウイルスの遺伝子配列は４万９５８３件。毎日、世界各国から新型コロナの新しい遺伝子情報が共有され、ウイルスの変異のサーベイランスや、医薬品・ワクチンの開発などに活用されている。

しかし、世界は２０２０年１月当初、まずは共有されたたった１つの遺伝子配列のデータをもとに、ＰＣＲ検査のキットを開発するところから始めなければならなかった。それは中国も同じはずあった。

ところが、新型コロナワクチンの開発に携わるある研究者によれば、中国のワクチン開発は、新型のウイルスであると同定後の１月中旬から着手したと見るにはあまりにも不自然な進行状況だという。

6月13日に行なった取材に対し同研究者は、「中国が開発中の不活化ワクチンは現在３つ。9月には臨床第3相試験が終わると言っていますが、培養の必要な不活化ワクチンはそんなに早く作れるものではありません。類似のコロナでワクチンを作ろうとしていたか、当時からもう新型コロナが流行していたのかは知りませんが、2019年の8月頃には着手していたのでしょう。2020年に入ってから手をつけたというのはあり得ません」と語った。

WHOによれば、2020年5月15日時点で、新型コロナワクチンの候補は世界で118種だった（7月27日時点で164種）。そのうち臨床第1相／第2相試験に入っていたのは、英オックスフォード大／英アストラゼネカのウイルスベクターワクチン、米モデルナのmRNAワクチン、米イノヴィオのDNAワクチン、米ファイザー／中フォサン製薬／独バイオエヌテックのmRNAワクチンなど、わずか8種。

このうち中国のグループによるワクチン候補は、カンシノ・バイオロジクス／北京バイオテクノロジー研究所のウイルスベクターワクチン1種、北京生物製品研究所／シノファーム（中国医薬集団）、武漢生物製品研究所／シノファーム（中国医薬集団）、シノバックの不活化ワクチン3種と、計4種だった。

すなわち、2020年5月中旬までに臨床試験を始めていた8つのワクチン候補のうち、半数が中国のワクチン候補だったということだ。

ワクチンを含む医薬品は、通常、候補となるシードの安全性と効果を動物実験で確認した後、第1相から第3相にいたる、3段階のヒトでの臨床試験（治験）をクリアして承認され

資料2－1　2020年5月1日時点で臨床試験に入っていたコロナワクチン候補8種

国	開発者	臨床段階	ワクチンのタイプ
中国	カンシノ・バイオロジクス／北京バイオテクノロジー研究所	第1相／第2相	ウイルスベクター
アメリカ	モデルナ／米国立アレルギー・感染症研究所(NIAID)	第1相／第2相	mRNA
中国	武漢生物製品研究所／シノファーム（中国医薬集団）	第1相／第2相	不活化
中国	北京生物製品研究所／シノファーム（中国医薬集団）	第1相／第2相	不活化
中国	シノバック（北京科興生物制品有限公司）	第1相／第2相	不活化
イギリス	オックスフォード大学／アストラゼネカ	第1相／第2相	ウイルスベクター
ドイツ／中国／アメリカ	バイオエヌテック／フォサン製薬／ファイザー	第1相／第2相	mRNA
アメリカ	イノヴィオ	第1相	DNA

中国からはウイルスベクターワクチン1種と不活化ワクチン3種が入っていた。

出典：WHO（世界保健機関）“Draft landscape of COVID-19 candidate vaccines”
https://www.who.int/publications/m/item/draft-landscape-of-covid-19-candidate-vaccines

る。

第１相試験は、少人数の健康な成人で投与量をコントロールしながら安全性を確認するために行なわれる。第２相試験は、有効性と副作用の程度を確認することを目的に、いくつかの投与量や投与回数で比較が行なわれる。そして第３相試験で、多数のヒトでの安全性・有効性の最終確認ができたところで承認される、という流れだ。

ワクチンの「開発」というと、実験室の中でワクチンとなる物質が合成・分離される瞬間をイメージする人もいるかもしれないが、開発とは、まずは動物実験で安全性と効果を確認し、さらには３相に分かれた治験でヒトにも接種し、安全に抗体（免疫）が作られるかを見届けるまでの全工程を指している。

つまり「開発中」といえば、治験をやっている最中という意味だし、「開発された」といえば、効果を示す用量が分かり、その量を投与しても重い副作用などの問題なく第３相試験までを終了し、あとは承認を待つだけという状態を意味する。

ヒトでの臨床試験を完了するには、手続き的な部分をどんなに急いだところで、短縮できない時間がある。特に第３相試験を実施する際には、多数のヒトに投与するための多数のワクチンが必要になるが、遺伝子情報だけを書き込んでやればよいＤＮＡワクチンやｍＲＮＡ

ワクチンとは異なり、ウイルスの培養が必要な不活化ワクチンの製造には時間がかかる。不活化ワクチンの臨床試験スケジュールから逆算すると、中国の開発チームが開発に着手したのは、どう考えても2019年夏頃ではないかというのだ。

中国人民解放軍が開発したワクチン

パンデミック下ではどの国でもそうだが、中国における新型コロナワクチン開発は、国を守り、かつ繁栄させるための「国家事業」としての意味合いが殊更に強い。

天津に本社のあるカンシノ・バイオロジクスと北京バイオテクノロジー研究所のウイルスベクターワクチンは、「中国人民解放軍」、すなわち、中国共産党が指導する中華人民共和国の軍隊が持つ「軍事科学院軍事医学研究院」との共同開発を進めるワクチンだ。

「ベクター」とは、遺伝子操作により無毒化されたウイルスのことで、「ウイルスベクターワクチン」とは、ベクターに別の病原体の遺伝子を組み込んだものを敢えて人に感染させることを通じ、免疫応答を引き起こすワクチンである。ベクターに用いられるウイルスにはいくつかあるが、カンシノのワクチンは、無毒化したアデノウイルスのベクターに、新型コロナウイルスの遺伝子を組み込んだものである。

第1相から第3相に至るヒトでの臨床試験（治験）は、通常、健康な成人のボランティアに対して行なわれる。しかし、第2相までにカンシノがワクチンを投与し、治験を行なってきたのは、ただの健康な成人のボランティアではない。

５００人を超える若き人民解放軍の兵士たちだった。

２０１９年に香港証券取引所（ＨＫＥｘ）に上場したばかりだったカンシノは、6月13日には医学誌『ランセット』に世界初の新型コロナワクチンに関する第1相試験のデータを、7月20日には第2相試験のデータを発表。同時に、最終ステップの第3相試験は、カナダで実施するとした。

6月29日には、開発中の新型コロナワクチンを人民解放軍の兵士に限定して使用する承認を得たとの発表もあった。中国の中央軍事委員会が25日、人民解放軍による同ワクチンの使用を1年間認めると決定したのだという。7月に入るとロシア、ブラジル、チリ、サウジアラビアなどとも第3相実施の交渉に入ったことが発表された。

カンシノには、軍との共同開発でエボラ出血熱ワクチン（２０１７年、中国のみで承認）を開発した経験もある。

メガファーマと「ウミガメ族」と中国政府

アメリカの金融情報提供サービス「ブルームバーグ」によれば、カンシノの最高経営責任者（ＣＥＯ）宇学峰《うがくほう》氏は、カナダの名門マギル大学で微生物学の博士号を取得後、ワクチン製造業大手、仏サノフィ社のカナダにおけるワクチン開発製造部門の責任者を務めた、同社のシニアエグゼクティブだった。

中国の医薬品と言えばこれまで、安全性や品質に関わる事件が後を絶たず、「信頼できない」という印象が強かった。しかし、ここ数年は、アメリカやカナダで経験を積み、コネクションを作った数百名に上る中国人研究者が、母国に戻って起業しているという。彼らは、故郷に戻って卵を産むウミガメにたとえて「ウミガメ族」と呼ばれており、宇氏もその一人だ。

カンシノの最高科学責任者、朱濤《しゅとう》氏も、元サノフィ・カナダの社員だった。

朱濤氏が中国に帰国して約５年が経った２０１４年２月、カンシノはカナダ国立研究機構（ＮＲＣ）から、ワクチンの大量生産に必要なテクノロジー「ＨＥＫ２９３細胞」のライセンス供与を受けた。これはカンシノの新型コロナワクチンのベースとなるテクノロジーの一つでもあるが、宇氏や朱氏がカナダ政府との間に築いた関係がなければ当然実現することのなかったものである。

２０１４年当時、このテクノロジーを保有する中国企業はほとんどなかった。その頃、少将として中国人民解放軍の軍事科学院軍事医学研究院生物工程研究所所長を務め、アフリカのエボラ出血熱アウトブレイクに対応していた陳《ちん》薇《び》氏は、ウイルスベクターに関する専門知識を求めていた。陳薇氏はカンシノの宇学峰氏に協力して、エボラ出血熱ワクチンの開発に着手。２０１７年には、中国での緊急使用と国家備蓄の認可を受けた。

陳薇氏は、ＳＡＲＳの治療法を開発したことでも知られる中国の国民的研究者である。同じ「ブルームバーグ」からのレポートによれば、愛国的な中国映画『戦狼2』（邦題『戦狼／ウルフ・オブ・ウォー』）に登場する、エボラ出血熱ワクチンを開発する研究者は陳薇氏がモデルだという。

陳薇氏はその献身的な研究姿勢でも知られている。ＳＡＲＳが流行した２００４年の中国国営放送ＣＣＴＶのインタビューでは、開発したＳＡＲＳの治療法には自信があり、「自分の４歳の息子にも投与して試験済み」（陳薇氏は母親でもある）と答えていたという。

２０２０年、新型コロナワクチンの第１相、第２相試験を率いたのも陳薇氏だった。

中国共産党中央委員会の機関紙を発行する人民日報社が運営するウェブメディア「人民網」日本語版によれば、陳薇氏は6月13日、『ランセット』誌に第１相試験のデータを発表した際も、以下のような科学者らしい慎重な発言をしている。

「結果は慎重に取り扱わなければなりません。新型コロナウイルスワクチンの開発はかつてない挑戦に直面しており、免疫反応を誘導できるということが、ワクチンによって人が新型コロナウイルスの感染を防げるということを必ずしも意味しているわけではありません。すべての人がこのワクチンを使用できる段階にたどり着くまで、私たちはなお長い道のりを歩む必要があります」

「今回の臨床試験の主な限界は、サンプルの規模が少ないこと、試験期間が短いこと、無作為化対照試験を行なっていないことなどで、そのため引き続き試験を行なって検証する必要があります」

世界は新型ウイルスとの闘いに最初から負けていた

不活化ワクチンの開発を進める武漢生物製品研究所／シノファーム（中国医薬集団）も、活発な動きを見せていた。

シノファームは１９９８年に設立された中国の国営企業である。６月16日、「ワクチンを投与された人の100％に抗体が確認された」とのプレスリリースが出ると、具体的なデータは示されなかったにもかかわらず、株価は一時10％上昇。海外出張の多い中国企業のビジネスパーソンを対象に試験投与も開始されているとの発表もあった。それから１カ月後の７月16日、第３相がアラブ首長国連邦（ＵＡＥ）の首都アブダビで始まったとの発表があった。治験は傘下の中国生物技術（ＣＮＢＧ）が現地の人工知能（ＡＩ）企業などと協力して行ない、向こう３～６カ月間で約１万５０００人の被験者を募集すると発表された。

同じく不活化ワクチンの開発を進めるシノバックも、カンシノのデータが『ランセット』に掲載された６月13日、第３相試験を７月までにブラジルで開始し、秋までに終わらせる見込みだと発表した。７月に入ると、ブラジルの薬事当局Ａｎｖｉｓａは、シノバックに対し、ブラジル国内での治験を許可したとの報道があった。治験は、現地企業ブタンタンとの共同のもとで行なわれ、ブラジル全土にある12の医療施設で働く９０００人の医療関係者を対象に行なうという。

シノバックは中国で、早くも２０２０年1月から新型コロナワクチン「コロナバック」の第1相および第2相試験を同時に始めており、18歳から59歳の成人ボランティア計７４３人（第1相で１４３人、第2相で６００人）に接種して、安全性を確認したと発表していた。確かに、12月末にウイルスの出現を認識してから1カ月も経たないうちに不活化ワクチン数百本を培養したという主張は、信じるに難い話である。

２０２０年6月19日、次世代通信規格「5G」について中国の通信機器大手「華為技術（ファーウェイ）」製品を排除するとする、いわゆる「ファーウェイ問題」をめぐって中国は、２０１８年12月にスパイ容疑で拘束した、カナダ人の元外交官のマイケル・コブリグ氏と実業家のマイケル・スペーバー氏を起訴した。２人の拘束は、ファーウェイ副会長がカナダで拘束されたことに対する中国の報復とされていた。

カンシノのワクチンを含め、すべての新型コロナワクチンの実力は未知数だが、ファーウェイ問題をこじらせる中でも、中国のワクチンの治験がカナダで実施されるという現実を前に、中国のバイオテクノロジーが欧米に肩を並べ、習近平氏にとっての強力な外交手段の一つとなってきているという現実は見逃せない。２０２０年7月現在、中国の新型コロナワクチン開発は、膨大なバイオテクノロジーの蓄積と資金力を誇る欧米のメガファーマと抜きつ抜かれつを続けている。

「ウミガメ族」の活躍はあるとしても、「中国産=質が悪い」と一蹴されてきた中国のワクチンがメガファーマのワクチンと競合するという状況は、半年前であれば考えられないことであった。

軍事・バイオテクノロジーの「列強入り」を目指し、国がかりでＢＳＬ４を建て、ワクチンの開発を推進してきた中国は、新型コロナパンデミックをきっかけとして、まずます国防と外交を強化し、国際的ビジネス展開も狙った国家事業を実現できていると言えるだろう。

しかしながら、もしこの中国が国益のために国ぐるみでデータ共有を遅らせ、米ＣＤＣは諜報を怠って新型コロナ出現の兆しを見逃し、ＷＨＯは新型ウイルス出現に気づきながら警告を発することができていなかったのだとすれば――世界は新型ウイルスとの闘いに「最初から負けていた」ことになるのではないだろうか。

６月末、イタリア国立衛生研究所が、２０１９年10月から２０２０年２月にかけてイタリア北部の汚水処理施設で採取した下水のサンプルを分析した結果、ミラノとトリノの12月中旬のサンプルから新型コロナウイルスが検出されたと発表した。10月と11月のサンプルからの検出はなかったという。

イタリアの新型コロナ第1号感染者は、2020年2月中旬、ミラノのあるロンバルディア州で報告されている。ウイルスがイタリアに上陸してから、その存在が確認されるまでに約2カ月を要していることを考えれば、中国でも9月末頃までには新型コロナが出現していたとしてもおかしくない。

G7による「WHO飛ばし」

以上から見えてくるのは、各国の安全保障体制における感染症（バイオセキュリティ）の位置づけの変化と、国連システムにおける覇権争い、そして、国境も国威も国連システムにもお構いなく感染を広げる新型コロナウイルスの存在だ。

アメリカが国家非常事態宣言を出した前日の3月12日、イタリア人研究者たちは『ランセット』に、「イタリアでは2月21日から感染者数が指数関数的に増加しており、あと数日この状態が続けば、1週間以内に2500床のICUベッドが必要になる」と警告するコメンタリーを発表した。

その言葉のとおり、イタリアのICUは1週間のうちに満床となり、人工呼吸器が足りずに高齢者の挿管を諦めることを指す「命の選択」という言葉がメディアで使われるようになった。イタリアに続いてスペインが、国境閉鎖や外出禁止などを伴うロックダウン（都市封鎖）を開始した。3月13日から15日の間に、フランス、ドイツ、イギリスなどヨーロッパのほとんどの国がロックダウンを開始した。

わたしたちは今や、「新型コロナにはロックダウン」というあり方が定石であるかのような感覚に陥っている。しかし筆者は、1月に武漢が封鎖されたというニュースを聞いた当初、国境閉鎖や都市封鎖といった映画のような政策を実現できるのは、中国やロシアのような国か、せいぜいアメリカぐらいだと思っていた。

だから、東西の対立を乗り越え、人や物の往来の自由な民主主義の共同体として出発したEUが、国境を閉じあい、個人の自由を制限する都市封鎖を行なったことには大きな衝撃を受けた。

対中国に限ったことでも新型コロナに限ったことでもなく、WHOは一貫して、感染拡大防止策としての貿易制限や入国制限は「推奨しない」という立場を取ってきた。当初はＥＵ諸国もその言葉を信じて従っていた。しかし結局は、それをほぼ一斉に無視する形でロックダウンが行なわれたことにより、学術論文や各国の指針でもしばしば引用・言及される「ＷＨＯの推奨」や「ＷＨＯガイドライン」の権威は、一気に失墜したと言える。

もっとも、ヨーロッパのほとんどの国が、日本や韓国のような部分的制限にとどまらず、ロックダウンという大胆な対応に踏み切ったことの背景には、ＷＨＯが中国の「武漢封鎖」を有効だと高く評価したことがあった。

スイス、ジュネーブにあるＷＨＯの本部には、ＥＵ出身のスタッフも多い。週３回の記者会見も、ヨーロッパの日中の時間で行なわれている。ＷＨＯは、ＥＵの保健当局、感染症関連の研究所や大学講座からの定番の出向先でもある。筆者の勤務するベルンハルト・ノホト熱帯医学研究所もその一つだが、「ＷＨＯ協力施設（WHO Collaborating Centre）」としてＷＨＯの要望に応じたプロジェクトや研究を実施すれば、施設の看板やウェブサイトにＷＨＯのエンブレムを入れることができて、それなりの箔もつく。ＷＨＯにスタッフを出向させるポジションができれば、施設として人件費を節約することや、スタッフとして二重に給与を受け取れるようになることもある。

そんな実利的な事情もあり、ヨーロッパ諸国にはアメリカのようにあからさまな態度でＷＨＯを挑発する国は少なかったかもしれないが、この時点で「ＷＨＯには任せておけない」という認識が中国以外のほぼすべての国に共有されたと言ってよいだろう。

ヨーロッパ諸国が軒並みロックダウンに入った２０２０年３月16日、Ｇ７は史上初のテレビ首脳会議を実施し、新型コロナ対策について議論した。その後、筆者が把握している限りでは、第３回目となる４月30日を最後に、ＷＨＯ主催の臨時会議が開かれる気配はなく、Ｇ７が中心の「ＷＨＯ飛ばし」とも言える協議が重ねられるようになった。第４回目の緊急会議が開かれたのは７月31日だった。

４月17日、武漢市当局は、死者数を当初の発表の約１・５倍に修正。ドイツのメルケル首相は、流行初期の情報をもっと開示するよう中国に求め、アメリカのポンペオ国務長官は、新型ウイルスの世界流出の経緯について調査を進めていると述べた。

フランスのマクロン首相も、中国の言うことを「ばか正直」に信じてはいけないとコメント。アメリカ同様、２月初めに入国制限を出したオーストラリアのペイン外相も、ＷＨＯと中国の対応について第三者調査を入れることを主張した。

その後、トランプ大統領やポンペオ国務長官は、調査の結果、「武漢ウイルス研究所を発生源とする証拠をつかんだ」と発表したが、証拠そのものの提示はなかった。5月4日、『ガーディアン』「ブルームバーグ」「ＣＮＮ」など英米メディアは、アメリカ、イギリス、オーストラリア、ニュージーランド、カナダの5カ国で形成する機密情報ネットワーク「ファイブ・アイズ」が、新型コロナウイルスが中国武漢の研究所から流出したというトランプ政府の主張を裏づける証拠はないとしたと報じている。

「新型コロナ発生源の公正で独立した検証」の議決

２０２０年5月、史上初めてとなるオンラインでのＷＨＯ年次総会が開催された。初日の18日には議長国の首脳が演説を行ない、新型コロナウイルス問題に対する各国のスタンスを明らかにした。

最初に演説をしたのは、中国の習近平氏だった。

「いま私たちは、第二次大戦が終わって以降、最も深刻な公衆衛生上の危機に面している。

新型コロナは２１０カ国と地域、70億人に影響を与え、30万人以上の命を奪っている。私は失われたすべての命とその遺族に対して遺憾の意を表する。人類の文明の歴史は病気や災害との歴史であり、疫病に国境はない。国際社会はこのウイルスの攻撃に負けず愛と協調をもって協力しあう必要がある。私たちは迅速さ、オープンさ、透明性をもって、ＷＨＯや関係国に情報を提供してきた。私たちはコロナウイルスの遺伝子配列について可能な限り早く世界と情報を共有した」

迅速さと透明性をくどいほど強調するフレーズで始めた演説で習近平氏は、世界に先駆けてワクチンや治療薬の開発を行なうことや、マスクや防護具、検査キットの製造・供給、物資生産の拠点を中国に作って供給を安定させること、30のアフリカの病院と協力して、アフリカＣＤＣを作り、〝世界のリーダー〟としてアフリカへの支援を行なうことなどを宣言した。

続いて韓国の文在寅氏は、

「この危機と挑戦の時において、韓国は大胆な選択をした。個人の自由、すべての人の自由を守るために。隣国を『ウイルスをまき散らす危険な隣人』と見なしたり、国を挙げてのロックダウンを行なうことをしなかったのだ」

「わたしたちは国境を閉じるかわりに、韓国を訪れる人たちに検査やマスクを供給した。自由意思にまかせても、国民は検疫に協力してくれた」

と演説。入国制限やロックダウンを行なわなかったのは、自由を重んじたからこそであり、渡航者を拒絶することなく、逆にＰＣＲ検査とマスクを提供して迎えたのだと、くり返しアピール。広範なＰＣＲ検査による検疫態勢も、決して強権的なものではなく、国民の自発的な協力によって実現したものだと強調した。

習近平氏と文在寅氏の間に演説した、フランスのマクロン氏とドイツのメルケル氏の演説は拍子抜けするほど短く、内容の薄いもので、いずれもＷＨＯへの支援継続と協力を前面に出した内容だった。


史上初のオンラインＷＨＯ総会は、場外戦が激しかったことでも記憶に残る総会となった。台湾の呉《ご》釗燮《しょうしょう》外交部長（外相）は18日午後、ＷＨＯ総会への参加の招待がなかったことに抗議する記者会見を開催。

アメリカのトランプ大統領も会見で「ＷＨＯは中国の操り人形だ」と批判し、ＷＨＯでの演説を拒否した。

総会2日目で最終日の19日には、ＥＵを中心にアメリカや日本など１００カ国以上が共同提案した「できるだけ早い適切な時期に、ウイルスの発生源やこれまでの対応を公正に独立して検証する」とする決議案を可決。決議案には中国も名を連ねた。

一方で、日本をはじめとする各国が支持した台湾のＷＨＯへのオブザーバー参加について、中国は、「一つの中国（ワン・チャイナ）」ポリシーを根拠に非難。また、「公正で独立した調査」をいち早く提案していたオーストラリアに対し、牛肉の輸入を一部停止するなどの報復に踏み切った。

当時、「公正な独立した検証」の時期や具体的内容、検証の進め方などについての議論はなかった。

トランプ氏のWHO脱退表明

トランプ大統領がWHO脱退の意向を表明したのは、それからちょうど10日後の5月29日金曜日、現地時間の午後3時、欧州時間の夜のことだった。

ホワイトハウスのローズガーデンで記者たちを前にしたトランプ氏は、「今日は中国との関係とアメリカの安全と繁栄を守るための新しい方法について話したいと思う」と話し始めた。

「中国の不適切な行動についてはよく知られているとおりだ。何十年にもわたって中国はアメリカを搾取してきた。何千億ドルという資金が中国対策に費やされている。中国はアメリカの工場を壊し、仕事を奪い、産業に損害を与え、知的財産を盗み、WTO（世界貿易機関）のルールを破っている。中国は不法に太平洋の領域を犯し、航海と国際貿易の自由を脅かしている。そして香港の自立を世界に約束しておきながら、その言葉を裏切った」

「世界は中国政府の悪行の結果に苦しんでいる。中国の武漢ウイルスの隠ぺい行為は世界に病気をばらまき、世界的パンデミックを引き起こし、10万のアメリカ人の命と１００万の世界の人々の命を奪った」

「中国政府はウイルスを見つけた当初から、ＷＨＯ（世界保健機関）への報告義務を無視し、ＷＨＯが世界を誤った方向に導くよう圧力をかけた。数えきれないほどの命が失われ、深刻な経済的困難を世界中に引き起こした。ＷＨＯは私が早いうちに行なった中国からの入国禁止措置に強く反対した。もっとも私はそれを無視して、それが100％正しかったことが示された」

「ＷＨＯは、アメリカが毎年約４億５０００万ドルを拠出してきたにもかかわらず、年間４０００万ドルしか拠出していない中国に完全に支配されている。アメリカはＷＨＯが必要とする改革について詳しく直接説明したが、ＷＨＯは拒否した。私たちは今日、ＷＨＯとの関係を終わりにする。彼らは要求された必要な改革を行なうことができなかったのだから。私たちはその資金を代わりに、その資金を受けるに値する、他の喫緊の国際保健上のニーズのために使おうと思う」

「世界はウイルスに関し中国に答えを求めている。なぜ中国は武漢から中国の他の地域に感染した人々を送り出したのか？　ウイルスはどこかに消えたのではない。北京に行ったのでもない。ただアメリカとヨーロッパを含む世界中に自由に出て行っただけだ」

絶妙なタイミングでの脱退表明だった。

ＷＨＯは、定例の会見を、欧州時間の月、水、金の午後に行なっている。ＷＨＯが会見を終えた欧州時間の金曜夜に脱退を表明すれば、ＷＨＯがそれに反応を示す機会は週末を挟んだ月曜日までない。

また、前日の5月28日、中国では新型コロナ流行のため延期となっていた全人代で、反体制活動を禁じる「香港国家安全法」の制定が採択されたばかりだった。民主主義を踏みにじる中国を批判し、民主主義国家アメリカをアピールしながら三下り半をつきつける絶好のチャンスだった。

トランプ氏は同じ28日、トランプ氏の投稿に対してファクトチェックを促したツイッター社を民主主義に反するとして牽制し、ソーシャルメディアの規制強化に向けた大統領令に署名したばかりだった。

香港、ツイッター、黒人暴行殺害事件

トランプ氏は続けた。

「今週、中国は香港の安全保障に対し一方的な支配を課した。これは1984年の宣言にあるイギリスとの間に結ばれた北京協定と香港の基本法（Basic Law）を侵害するものだ。中国政府の香港に対するこの仕打ちは、この街の長く続いた誇るべき立場を損なうものである」

「これは香港の人にとっても、中国の人にとっても、世界中の人にとっても悲劇だ。中国は国家安全保障のためだという。しかし香港は、十分に安全で繁栄した自由社会だった。北京の決断はこれを覆すものだ。これは中国の安全保障の概念の拡大解釈であり、自由の砦を侵すものだ」

「20年以上前の1997年の雨の夜、イギリス人兵士はユニオンフラッグを降ろし、中国人兵士は香港の旗をあげた。香港の人々は、中国の伝統と香港のユニークなアイデンティティを同時に誇りに思ったものだ。そして、香港の人々は来る年月のうちに、中国がこの輝かしいダイナミックな都市に似た場所になることを願った。世界は香港に、中国の未来への希望を見て、感動を覚えた」

皮肉なことに、それから約1カ月の間、トランプ氏は、アメリカ式民主主義の歪みの象徴とも言える、5月25日に起きた白人警察官による黒人男性暴行殺人事件に対する全国的な抗議デモの対応に追われることになった。EU諸国はアメリカにWHOに残るよう慰留したが、トランプ氏からの返事はなかった。

「私はすべての決定において、アメリカの労働者を、家族を、市民を、誇りをもって守り続ける」

ＷＨＯ脱退表明の会見を締めくくったこのフレーズを、抗議デモで溢れかえる人の群れをテレビで見るたびに虚《うつ》ろに思い出したのは、私だけだろうか。

ロイター通信によれば、ＷＨＯへの拠出金には、義務的拠出金と任意拠出金の部分がある。アメリカ政府は２０２０年の義務的拠出金１億２２００万ドルのうち、すでに半分近くを支払い済みで、今回のトランプ氏の凍結措置により、米政府は残りの６５００万ドルの義務的拠出金と3億ドル以上の任意拠出金を、他の国際機関に振り分ける可能性があるという。

中国は5月18日のＷＨＯ総会で、新型コロナ対策としてＷＨＯへ20億ドル（約２３００億円）という前代未聞の巨額寄付を2年間にわたって供与することを宣言していた。これは、アメリカが脱退すれば、ＷＨＯにとって中国が世界最大の拠出国となることを意味した。

ＷＨＯ内でも問題だったテドロス氏の中国びいき

アメリカのＷＨＯ脱退表明があってから3日後、週明け6月1日の会見でテドロス事務局長は、「ＷＨＯはアメリカの協力が継続することを望む」と語った。

その2日後の6月3日、ＡＰ通信は、なぜか突如として、独自入手したというＷＨＯの内部文書と会議の音声記録をもとにした、「中国の情報共有の遅れにＷＨＯは苛立っていた」と題した長文記事を発表した。

中国は、12月27日には新型コロナウイルスのほぼすべての遺伝子解析を、1月2日には新型コロナウイルスの全遺伝子の解析を終えていたが、それを1月10日まで共有せず、その後2週間もの間、感染者や流行状況についての詳細の開示を渋ってＷＨＯとデータ共有しなかったというものだ。テドロス氏の中国寄りの態度が、ＷＨＯ内部でも問題視されていたことも明らかにされた。

日本ではＡＰが報じたままが小さく報じられただけだったこのスクープ記事では、いつもテドロス氏と共にＷＨＯの会見を行なっているマイク・ライアン氏が「ＳＡＲＳの時とまったく同じシナリオだ。今度もまた中国からひたすらアップデートを求め続けるのか。ギアを上げる必要がある」と発言したことがクローズアップされていた。

この辺りから推測するに、また、アメリカの脱退表明直後というタイミングからして、「ＷＨＯは中国寄りなわけでも、ＷＨＯの対応が遅かったわけでもない」と言わんがために、記録の一部をＷＨＯ内部の誰かが意図的にリークしたものだろう。

ＡＰは情報提供者の保護のため、情報源も元情報も明らかにできないとしている。記事が扱うのは、新型コロナの遺伝子解析がほぼ終わっていたという２０１９年12月27日から、ＷＨＯの専門家チーム受け入れが決まったテドロス氏と習近平氏との北京会談が持たれた翌２０２０年１月28日までだ。

アウトブレイクの当事国をＷＨＯ事務局長がいきなり訪問するといった前例を、筆者は知らない。ＡＰは、北京で行なわれたこの異例の会談旅行に、ライアン氏を含むＷＨＯ幹部も同行していたことも明らかにした。その時幹部たちは、中国に公開を求める情報のリストを準備していたというが、実際にこれが習近平氏の手に渡されたのかどうかは明らかにされなかった。

１月29日、ジュネーブに戻って開かれた記者会見でテドロス氏は、中国の対応を絶賛した後、中国がＷＨＯ専門家チームの受け入れに合意したことを発表した。その翌日、「国際的に懸念される公衆衛生上の緊急事態（ＰＨＥＩＣ）」が発表されたことについては、すでに書いたとおりである。

ＡＰの報道は、ＷＨＯにいた頃の経験に照らし合わせても、さもありなんというリアルさであり、ＷＨＯの内部資料だという元情報は実物に違いない。

しかし、忘れてはならないのは、この記事が私たちに教えてくれることは、ＷＨＯと中国との間に繰り広げられてきた長い物語のごく一部に過ぎないということだ。

特に、12月27日以前の２０１９年にＷＨＯと中国が交わしたやり取りや、ＰＨＥＩＣからパンデミック宣言にいたるまでの動きについてはまったくのブラックボックスであり、印象が上書きされてしまうことについては十分に注意する必要があるだろう。

ＡＰの記事が出た当日に行なわれたＷＨＯの会見では、ＡＰの記事について、３つのメディアから事実関係を確認するほぼ同じ質問が計3回出たが、「我々は、すべての加盟国を平等に支援し情報を共有するため、ＷＨＯの規範と規則にのっとり、あらゆるレベルの政府と率直な対話をするために昼夜働いていた」と答えるのみだった。

７月４日、ＷＨＯは、12月31日にＷＨＯに武漢での肺炎クラスターについて報告したのは中国政府ではなくＷＨＯの中国事務局であったと、突然、しかし静かに情報を修正した。ＷＨＯの加盟国は、国際的流行の危険性のある感染症についてＷＨＯに迅速に報告を上げる義務を負っている。一見なんでもないことのように見える修正だが、中国政府が報告したのか、ＷＨＯの中国事務局が報告したのかは、大きな違いである。

これまでは中国の隠ぺい体質だけが問題となってきたが、残念なことに、何カ月も経ってから情報を訂正するWHOもまた、情報の信頼性と透明性を欠いていると言わざるを得ないだろう。

7月17日現在、中国政府からWHOへの正式な初報がいつであったのかについては、明らかにされていない。

アメリカ脱退が投じる一石

6月以降も、「ホワイトハウス・コロナウイルス・タスクフォース」の中心メンバーで、米国立アレルギー・感染症研究所（NIAID）のアンソニー・ファウチ所長は、「引き続きWHOと協力していく」と言い続けた。会見でアメリカとの関係を問われたWHOも、「NIH、CDC、NIAIDなど、アメリカ人の同僚たちとは今までどおり仕事をしている」と発言するなど、脱退の表明はあくまでもトランプ氏の独断であり、最終決定でもないといった体を保ち続けていた。

WHOにとってオバマ政権時代のアメリカは、金は出すが口も出す、やっかいだが欠かすことのできない大切なお得意さまだった。新型コロナのエピセンター（流行の中心地）がアメリカと中南米に移った２０２０年6月、ＷＨＯはコンゴ民主共和国における11番目のエボラ出血熱のアウトブレイクを宣言したが、新型コロナパンデミックの対応に追われるＷＨＯのエボラ対応は、未だにオバマ政権時代、米ＣＤＣなどから出向させたアメリカ人スタッフに紐《ひも》づいてアメリカから緊急拠出された任意拠出金の余剰で運営されていた。

　ＷＨＯの言う「アメリカ人の同僚たちとは今までどおり仕事をしている」というのは、具体的にはこういった状態を指していた。


　後述するとおり、一見お行儀のよいオバマ政権のアメリカは、２０１４年のエボラ出血熱アウトブレイクでは「人道支援」と称してアフリカに軍隊を送り込み、アフリカでの覇権争いに参入した。

　指摘する人はいないが、実はこのことがＷＨＯに、米ＣＤＣともたれ合う「ＷＨＯ中心の国際保健地図」に胡坐《あぐら》をかかせ、ＷＨＯ改革を8年も長引かせる一因ともなっていた。

　トランプ氏のＷＨＯ脱退の決断には、賛否両論あるだろう。

しかし、トランプ氏は、秩序を破り物語を進める「トリックスター」である。２０１９年、忽然と地球上に現れて世界を混乱に陥れた、新型コロナウイルスにも似た。

８年経っても改革の成果を出すことのできないＷＨＯに三下り半をつきつけたトランプ氏は、良くも悪くも、オバマ氏が投じることのなかった一石を、国際保健地図に投じる可能性がある。

第3章　ＰＣＲ信仰と、予言の自己成就

２０２０年上半期、日本の新型コロナ対策で最も特徴的だったのは、国民的信仰ともいえるＰＣＲ検査の「実施件数」へのこだわりと、予言の自己成就がもたらした医療崩壊、そして流行拡大の危機だった。

受ける側のメリットはないＰＣＲ検査

新型コロナウイルスの感染が欧米諸国で急速に拡大した3月、ＷＨＯは会見で、「検査、検査、検査」とくり返し、新型コロナの感染が疑わしい患者に対する積極的なＰＣＲ検査を呼びかけた。「安心のため」「念のため」に受けるものと勘違いしていた人もいるようだが、ＰＣＲ検査の目的は、感染者を発見して隔離し、濃厚接触者を追跡して、感染の広がりを把握することである。

日本でも感染拡大に伴う不安感が高まるなか、症状の有無や重症度にかかわらず希望者全員にＰＣＲ検査することを求める議論も出てきた。ＰＣＲ検査は3月6日から保険適応となり、厚労省は3月の内に検査能力を最大１日約７０００件にするとの見通しも示したが、３月6日から15日までの10日間に実施された件数は１万３２１８件、保険適応となったのは３

29件だったという。

PCR検査の精度は決して高くはない。陽性でも陰性と判定して感染者を見逃してしまう可能性（偽陰性）は30％くらいと言われており、本当は陽性なのに陰性と判定されて安心して帰宅すれば、家族に感染を広げる危険性がある。逆に、陰性なのに陽性と判定され、本当の感染者と同室で入院するなどすれば、本当の感染者からウイルスをもらう危険性も出てくる。

よって日本では当初、「発熱が4日以上あり、医師が検査を必要とする人」に対象を絞ったPCR検査戦略が取られていたのだが、WHOの「検査、検査、検査」は日本に向けられた批判ではないかと曲解する向きもあった。

PCR検査が有効となるのは、対象とする人を「感染の疑いのある人」に絞った場合である。感染の疑いのある人というのは、症状がある人、濃厚接触者、流行地への渡航歴のある人、クラスターが発生した場所にいた人などだ。

たとえば、クラスターの出たライブハウスに行った若い人で、咳や息切れがあり、CTでは肺炎像が見えるのに「陰性」の結果が出たとしたら、その結果は怪しい。そのような場合は、もう一度ＰＣＲ検査を行なう。しかし、疑わしい症状も行動歴もない人が、一度「陰性」と診断されれば、仮に本当は感染していたとしても、わざわざもう一度ＰＣＲ検査を実施することはまずない。

このように、ＰＣＲ検査は、その精度の低さを症状や行動歴、他の検査結果などで補って使うのが原則となっている。

ＰＣＲ検査で新型コロナ陽性が分かったからといって、治療上のメリットがあるわけでもない。ちょっとした熱や咳があるだけなら、いつもの風邪と同じように解熱剤や咳止めが出るだけだし、万が一、重症肺炎になった場合には、新型コロナ陰性であってもなくても人工呼吸器を使った呼吸管理を行なうなど、やはり同じだ。

もちろん、院内感染や自らの感染を予防したい医療者側にはメリットがあるし、流行状況を把握したい国にもメリットはある。しかし受ける側には直接的なメリットはないのである。

保険適応になったからということで、気軽にＰＣＲ検査を受けられるようになったと勘違いした人もいるかもしれないが、検査の対象者はあくまでも「感染を疑う人」。対象が変わったわけでもなかった。

ＭＥＲＳ（中東呼吸器症候群）の流行の経験から、ＰＣＲ検査態勢が整っていた韓国では、広く浅く希望者にも大量のＰＣＲ検査を実施したが、検査した人の9割以上が陰性だった。

過剰ＰＣＲ検査が招く医療崩壊

それでも、「もしかして感染していたら」という心配が残る人もいるだろう。感染拡大を抑えるためには、どんな方法を使ってでも、一人でも多くの感染者を洗い出す必要がある、と思う人もいるかもしれない。それは一理ある。

しかし、対象者を限定しないＰＣＲ検査の弊害は想像以上に大きい。

高いＰＣＲ検査実施キャパシティに任せて積極的なＰＣＲ検査を行なった韓国では、医療者のマンパワーがＰＣＲ検査に割かれ、病棟で患者を診る医師が減った。陽性が確認されれば軽症でも入院させて隔離を続けた結果、病床はパンクした。

韓国では、入院できずに自宅待機を余儀なくされた人が500名ほどになり、そのうち4人が亡くなったという時期もあった。

韓国のこの状況は、ＰＣＲ検査の対象や入院基準を見直すことで短期間のうちに改善されたようだが、ＰＣＲ検査の対象を絞ることで病床や医療スタッフなど即席で増やすことのできない「救命のための医療リソース」を残しておくという日本の当時のやり方は、理にかなっていることが証明される結果となった。

ＷＨＯの「検査、検査、検査」

ではなぜ、ＷＨＯは「検査、検査、検査」と言ったのだろうか。

ＰＣＲ検査は、感染者を隔離し、濃厚接触者を検査して追跡することで、感染を「見える化」し、「感染の連鎖を断ち切る」ために欠かせないものだからだ。

左頁の図（資料３‐１）を見て欲しい。

新興感染症の出現に際して、何らかの制限（集会・イベントの禁止、渡航制限、移動制限、学校閉鎖、マスクの着用、営業の停止など）を行なった場合と何の制限もしなかった場合の２つの流行曲線、医療キャパシティの三者の関係を示した図である。

縦軸は「一日の新規感染者数」、横軸は「最初の感染者が見つかってからの日数」で、薄いグレーと濃いグレーの面積は、制限を行なった場合、行なわなかった場合それぞれの最終

資料3－1　流行曲線のイメージ①

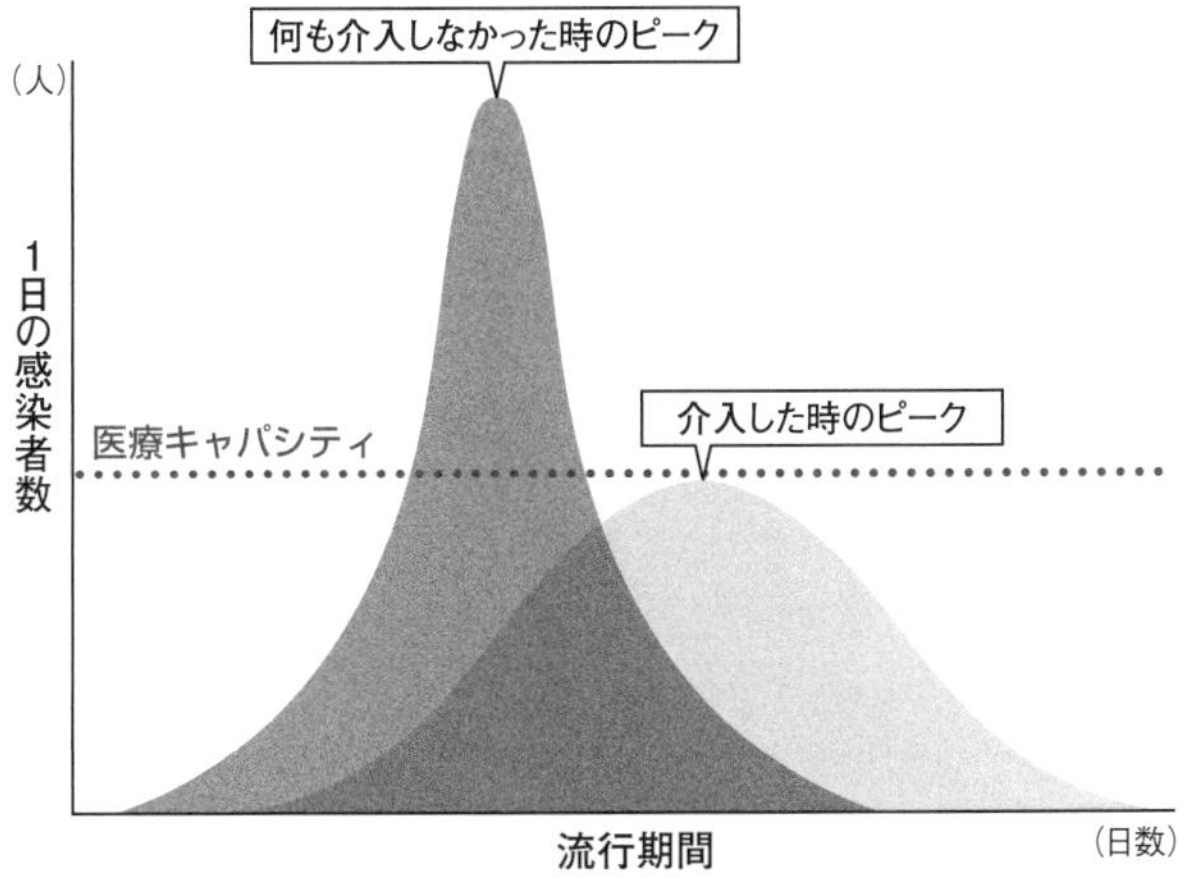

的な感染者数である。

抗体を持つ人が社会に増えていくにつれ、集団免疫効果により流行は収束していく。だから、制限をしてもしなくても流行曲線はピークアウトしていくのが分かるだろう。

ではなぜ、制限をする必要があるのかといえば、態勢の充実を急ぎつつも流行が医療キャパシティの限界を超えて爆発することを防ぐためだ。

医療キャパシティの限界を超えるとは、医療を必要とする患者の数に対して、必要な医療スタッフ、病床、人工呼吸器などが不足した、いわゆる「医療崩壊」の状態を意味する。

医療スタッフや集中治療病床などは、一朝一夕に増やすことはできない。

資料3－2　流行曲線のイメージ②

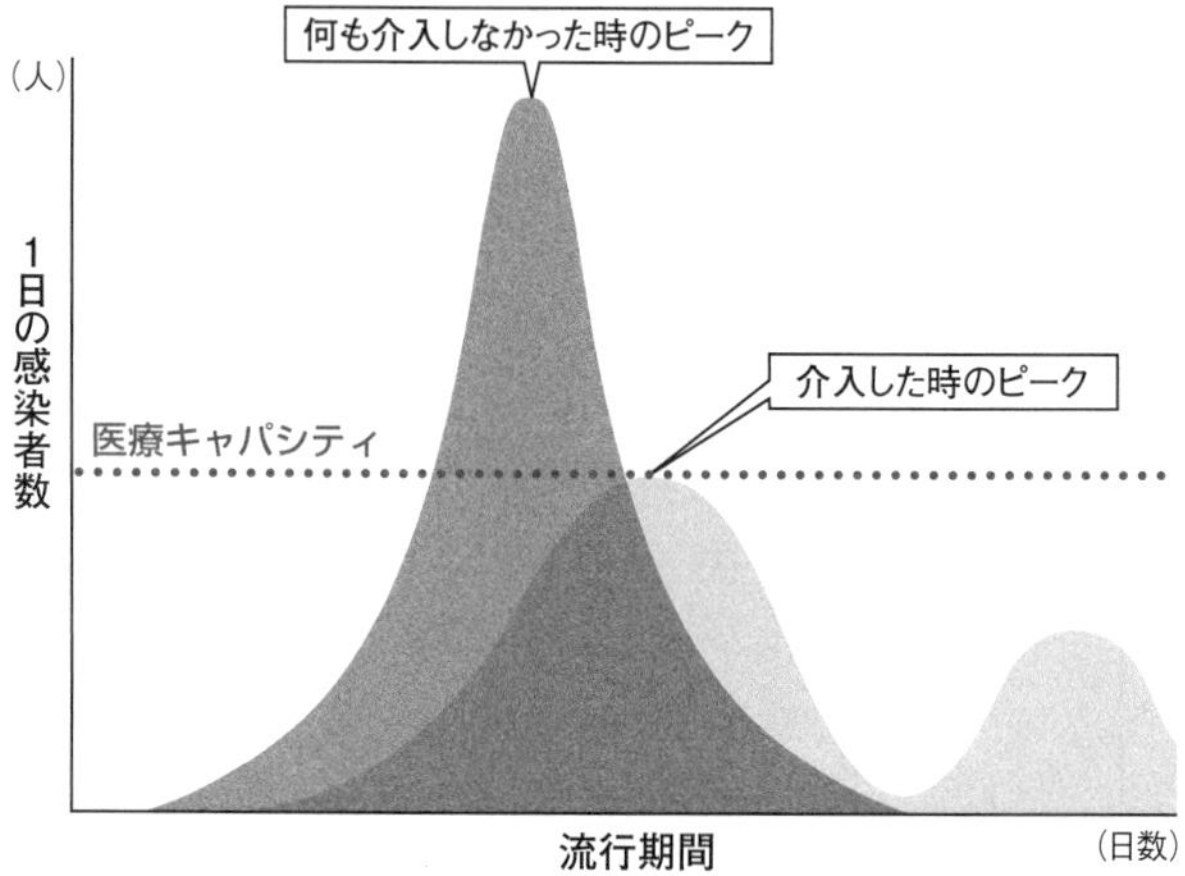

ここでは敢えて、どちらの曲線でもグレーの部分が同じ面積になるように図を描いてもらっているが、それぞれの面積の部分は「流行収束までの総感染者数」を意味している。この図で言いたいのは、「仮に最終的な感染者数は同じだとしても、流行の広がる速さやピークの高さをコントロールすれば医療崩壊を防げる」ということである。

もちろん、実際の流行曲線は、こんなきれいな正規分布になるわけではない。

自粛要請なりロックダウンなりの制限でいったんは流行がピークアウトしても、制限の結果、人口の多くが抗体を持っていないとすれば、通常の生活に戻した途端にまた感染者は増えてくるだろう。

となると、実際の流行曲線は資料3‐2のようにいくつもの波型を描き（それも多分、こんなにきれいなカーブではなく）、それぞれの波のカーブを緩やかにしてピークを低く抑えるために、その都度何らかの制限を復活させていくことが考えられた。

日本では、短期間にＰＣＲ検査を実施する態勢を整えることが難しかった側面もあるが、ＰＣＲ検査のキットや機器を増やしたところで、検体を採取する医師や検査を行なう技師、検体を採取できる病院や検査を実施できるラボの数を急に増やせるわけではないことも鑑みて、ＰＣＲ検査の対象を最低限に絞っていた。

実際のところ、風評被害を恐れた宅配業者はいずれも検体の運搬を拒否。検体の運搬は、保健所や検査会社のスタッフが検体を回収に行くなどで対応するしかなく、キットや機器を十分に生かしきれない状況もあったが、流行に比してＰＣＲ検査の実施件数が足りないがために流行が拡大し、医療崩壊が起きるということはなかった。

無防備検査による「医療者クラスター」

イタリアでは、欧州初の感染者となる中国人観光客2人を含む3人の感染が確認された1

月31日、広く徹底したＰＣＲ検査により「欧州一厳しい水際対策を取る」ことが宣言された。しかし、新型コロナウイルスはすでにイタリア国内に広がっていたのだろう。医療者の防護態勢を整えないまま無防備にＰＣＲ検査を行なった結果、流行初期には多くの「医療者クラスター」が生まれた。

中国でも、新型コロナウイルスを診るための施設や診療科ではなく、たとえば、感染した妊婦が訪れた産婦人科など、新型コロナウイルス感染に対する備えのなかった医療現場で感染が拡大していったことが報告されている。

日本でも3月に入る頃から、医療関係者の感染が相次いで報告され始めたことは非常に気がかりだった。

3月19日に公表された専門家会議による状況分析では、日本では流行状況に地域差があり、全国にウイルスが蔓延している状態ではないとの評価だったが、クラスターの見えない感染者も増えてきていた。

どの診療科の医師も医療スタッフも、患者がウイルスを持っているという前提で診療に当たらなければならなくなった。

国民的なＰＣＲ信仰

日本の新型コロナ対策で最も特徴的だったのは、このＰＣＲ検査の実施件数へのこだわりだった。

先にも述べたとおり、ＷＨＯは3月17日、「感染を疑う人」を徹底的に追跡して流行状況を把握することを目的に、「検査、検査、検査」と呼びかけた。これを「感染を疑う理由のない無症状の人もみな検査しろということだ」と曲解して報じたメディアもあったが、ＷＨＯは翌18日の会見で、「検査、隔離、追跡」と言い換えている。

ＷＨＯの発言を、特に日本のＰＣＲ検査実施件数に対する批判であるかのように報じた国内メディアは訂正の報道をする必要があったが、筆者の知る限り、多くは「検査、検査、検査」を報じたきりだった。

ＭＥＲＳ（中東呼吸器症候群）を契機としてＰＣＲ検査態勢の整った韓国、ＳＡＲＳ（重症急性呼吸器症候群）を経験して似た状況にあった中国や台湾とは異なり、日本のＰＣＲ検査キャパシティは決して高くはなかった。そのこともあって日本では、ＰＣＲ検査のキャパシティを上げつつも、クラスター（感染者集団）と重症者への対策を中心に、医師が必要と判断した場合に限ってPCR検査を実施する戦略をとることにした。

2月当初、1日500件以下しか実施されていなかったPCR検査実施件数は、5月には1日8000件超に増えた。日本のPCR検査キャパシティが短期間で大きく向上したことに間違いはなかったが、3月に入る頃メディアには「PCRが足りないと大変なことになる」と煽る〝専門家〟が多数登場するようになった。検査の必要はないのに念のために検査を受けたいという人たちが帰国者・接触者相談センターの電話をパンクさせ、救急車を呼び、医療施設や保健所に押しかけ、ただでさえ不慣れな院内感染対策に追われる医療現場をさらに逼迫させた。

PCR信仰による予言の自己成就

イタリア、アメリカ、スペインなど、流行爆発が起きて医療キャパシティを超え、人工呼吸器を必要とするような重症患者が多数出て、医療崩壊を起こした国はいくつもあったが、「PCR信仰による人災」ともいうべき、PCR検査を求める人々が医療に殺到することで起きる医療崩壊が心配された国は、世界でも日本くらいのものだろう。

　このように、根拠薄弱な思い込みや噂であっても人々がそれを信じて行動することにより、予言どおりの現実が作られることを、社会学で「予言の自己成就」と呼んでいる。

　アメリカの社会学者ロバート・キング・マートンが提示した概念で、たとえば、ある銀行が危ないという噂を聞くと、人々がいっせいに預金を下ろすことで本当に銀行が倒産してしまう。受験に失敗するに違いないと思っていると、そう思うことに時間を費やして勉強不足になり受験に失敗する。ある二国間の戦争は不可避だとメディアが報じると、為政者たちは不安を抱いて武器や軍隊を整え、本当に戦争が始まってしまう、といったことを指す。

　日本ではＰＣＲ検査がそんなにも足りていなかったのだろうか。英オックスフォード大学が運営する公共データサイト「Our World in Data」によれば、３月17日時点での人口１００万人当たりのＰＣＲ検査実施件数は、韓国28万６０００件、イタリア14万８０００件。日本は１万６０００件と、桁違いに少なかったのは事実である。

　検査対象を絞っていることが理由であればよいが、日本医師会は３月17日までに、医師がＰＣＲ検査が必要であると判断し、保健所に検査を依頼したものの断られたというケースが、

資料3－3　新型コロナにおけるPCR検査陽性率の推移
（東京都・大阪府、2020年3月）

東京都（東京都HPより）	検査	陽性	陽性率	大阪府（大阪府HPより）	検査	陽性	陽性率
3月 5日	79	8	10%	3月 5日	89	1	1%
12日	84	2	2%	12日	123	9	7%
19日	49	7	14%	19日	101	2	2%
24日	74	17	**23%**	26日	138	7	5%
25日	95	41	**43%**	27日	153	20	13%
26日	87	47	**54%**	28日	191	15	7%

＊小数点以下第１位を四捨五入

26都道府県で２９０件あったと発表した。

　ところが、同じ３月17日、「Our World in Data」の全ＰＣＲ検査実施件数における陽性の割合、すなわち「１人の感染者を見つけるためにどれだけ多くのＰＣＲ検査を費やしたか」を見てみると、韓国は１・３０％であるが、イタリアは21・４０％、日本は３・１％であり、ＰＣＲの実施件数が９倍以上もあったイタリアと比べても、また当時、世界一のＰＣＲ件数を実施しているとしてＷＨＯから高い評価を受けていた韓国と比べても、日本全体で見れば決して「ＰＣＲ検査が足りていない」と騒ぎ立てるような状況にはなかったことが分かる。

　２週間後の３月30日、ＷＨＯは「ＰＣＲの検査陽性率（検査を実施した時、陽性となる割合）が３％から12％の範囲に入っていれば適正である」と、ＰＣＲ実施件数の目安をはじめて発表した。

同じ３月30日の放送で筆者が出演したあるテレビ番組が作成した資料（資料３‐３）からは、３月下旬に東京都の検査陽性率は適正範囲である３％から12％を上回った時期があったこと、すなわち、地域によっては流行に比して検査の足りていない時期があるにはあったことが分かる。しかし、同じく「Our World in Data」によれば、日本における検査陽性率の全国平均は、ピークとなった４月15日でも11・７％と適正範囲を超えることはなかった。

ＰＣＲ検査はたくさんやっても意味がない

２０２０年４月末、ヨーロッパでロックダウンの解除が始まった頃、「ＰＣＲ検査はたくさん実施すればするほど流行が抑止できるというものでもない」という事実が、各国の分析により明らかになり始めた。

その先駆けの一つ、英インペリアル・カレッジの報告書「新型コロナの流行抑制におけるＰＣＲ検査の役割（Role of testing in COVID-19 control）」によれば、ＰＣＲ検査実施件数と流行の抑制状況には相関関係がなく、ＰＣＲ検査を多く実施して１人でも多くの感染者を見つけることに血眼になるよりも、ＰＣＲ検査による感染者の全数把握は不可能であることを前提に、人と人との接触を低減させること、いわゆる「ソーシャルディスタンシング」を実行することの方が効果的であると結論づけた。ＰＣＲ検査を多く実施した国では、偽陰性の感染者が安心して出歩き、かえって感染が拡大した可能性もあるとの指摘もあった。

当初、無症状の人は、流行拡大にほとんど関与しておらず、無症状の感染者の把握は重要視しなくてよいと考えられていた。全感染者のうち無症状者が占める割合については諸説定まらず、ＳＡＲＳと同じくらいで20％程度という説から、50％という説まであった。しかし、無症状であっても感染していれば、発症の数日前から、発症した人たちと同じくらいのウイルスを持つようになることも明らかになり、この「無症状だが強い感染力を持つ人たち」をどうするかが頭の痛い問題となっていった。

さらには、無症状者に対するＰＣＲ検査の偽陰性率は高く、「発症４日前で100％、発症前日でも67％」、つまり、感染していても症状がなければ、発症前日でも３人に２人はＰＣＲ検査で陽性と判断されないし、４日前に至っては感染していてもＰＣＲ検査で感染を発見できないとするデータも出てきた。

これは、無症状だが感染力のある人をＰＣＲ検査だけをたよりに特定することは極めて難しく、感染を疑う根拠のない無症状の人にまで検査を実施すればするほど、流行は拡大する可能性があるとする英インペリアル・カレッジの評価を裏付けるものともなった。

6月17日、日本でも、約８０００人を対象に実施した抗体検査の結果が発表され、東京で０・１％、大阪で０・１７％、宮城で０・０３％の人が抗体を持っていたことが分かった。ＰＣＲ検査に基づく人口当たりの感染率は、東京で０・０３８％、大阪０・０２％、宮城０・０００４％だった。このことから計算すると、東京ではＰＣＲ検査で把握していた感染者の2・5倍程度の人が感染していた可能性があるということになる（大阪、宮城では約8倍）。

１週間に約75万件（当時）と、世界最高のＰＣＲ検査キャパシティを誇るドイツから５月に発表された抗体検査では、西部ドイツの流行地、ガンゲルトにおける抗体保有率は15・５％とＰＣＲ検査で把握していた感染者の割合の約5倍で、ＰＣＲ検査では感染者の５分の１程度しか把握できていなかったことが明らかになった。

流行状況も検査対象も異なる２つの国を単純に比較することはできないが、「態勢の充実

資料３－４　各国の集中治療用ベッド数の比較（10万人あたり）

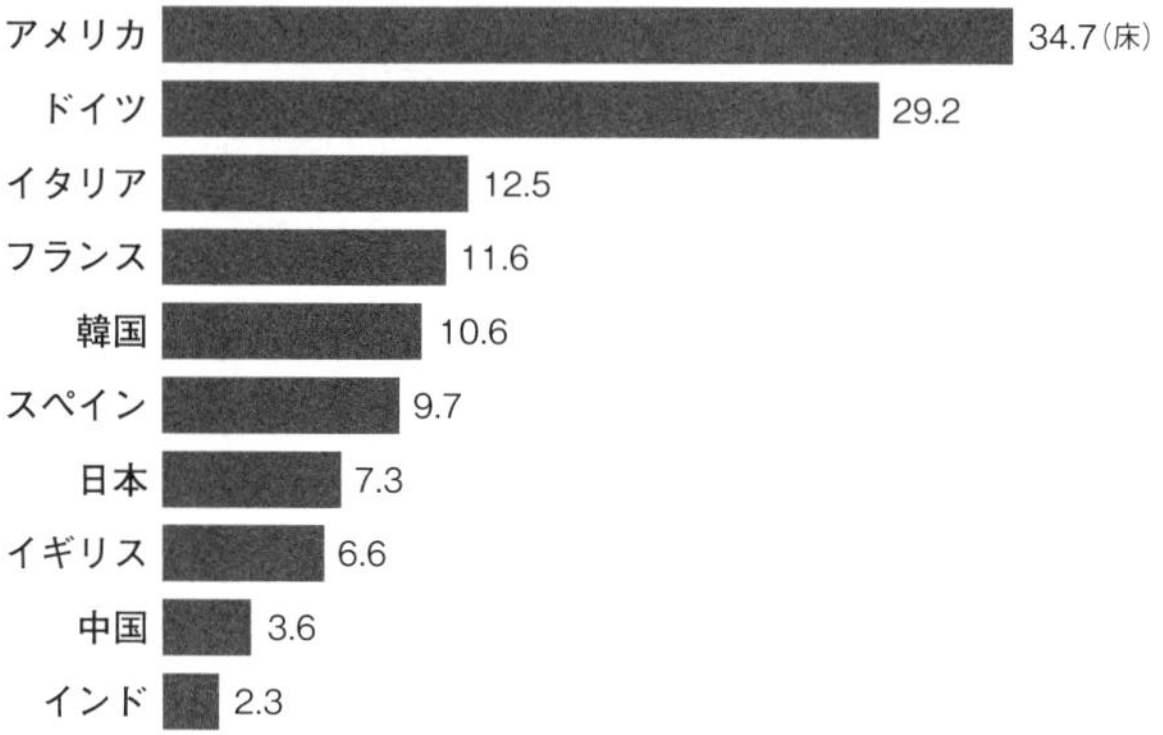

＊アメリカは2009年、EUは2012年、アジアは2017年のデータ。

出所：Statista「The Countries With The Most Critical Care Beds Per Capita」（2020年3月12日）

を急ぎながら可能な限りで流行状況を把握していく」という本来の戦略から総合的に捉えれば、東京でのＰＣＲ検査態勢もドイツと遜色のないものだったと言ってよいのではないだろうか。

　第一波の収束した6月末までのドイツの新型コロナ感染者は約20万人、死者は約９０００人。日本では感染者１万８０００人、死者９００人だった。どちらの国の医療水準も高く皆保険制度を持つこと、医療崩壊は起こさず感染者に対する死者の割合も概ね同じであったことを考えれば、日本ではＰＣＲ検査が足りていなかったのではなく、単に流行の規模が10倍ほど違っていたと考えるのが適切だろう。

ドイツでは、１回約２００ユーロの費用がかかるＰＣＲ検査は、医師が必要とした場合にのみ保険適応となっている。しかし、ロックダウン解除後は、ピーク時にはこれを週50万件も実施し、毎週50億ユーロ（約６０００億円）の医療費を使ったことに対し、「他に使い道はなかったのか」との強い批判が上がった。

また、人口10万人当たり29・２床と世界第２位のＩＣＵ病床を持つドイツでは、流行のピークでもＩＣＵ病床には相当な余剰があったが、そもそものＩＣＵ病床数が多すぎたのではないかという批判まで起きた。

パンデミック対策に正解はない。不足でも過剰でも批判を受けるのだ。

「感染の有無」という個人情報を差し出す日本人

最後に、ＰＣＲ検査について国家と国防の観点から改めて考えてみたい。

くり返し述べているとおり、ＰＣＲ検査には受ける側のメリットはない。ＰＣＲ検査は、個人情報にあたる「ウイルス感染の有無」を本人同意のもとで監視することを通じ、国が流行状況を把握し、秩序と安全を乱す恐れのあるウイルスの保有者を隔離することを目的に、国の都合で実施する公衆衛生学的介入である。

つまり、ＰＣＲ検査は権利ではなく義務なのだ。

ドイツではこうした認識が強く、症状もないのに感染が発覚すれば制限をかけられると、ＰＣＲ検査に非協力的な人が多いことが問題となってきた。しかし、このような認識の希薄な日本では、国民がＰＣＲ検査に対して過度に協力的となり、まるでＰＣＲ検査を受けられることが一種の特権であるかのような空気も生まれた。

日本では、緊急事態宣言においても国が国民に自粛を要請し、「自粛警察」がこれを取り締まるという、国民の自発的な相互監視を用いた制限が実施された。こういったあり方は、国が責任を負わずに制限をかけられるという意味で国にとっては好都合だが、世界的に見れば異例の手法とも言える。

一方で、感染症のコントロールを国民の自粛と相互監視に任せるのは、危険かつ非効率という考え方もあり、緊急事態宣言が発表された頃には、個人の自由を制限する法の整備が喫緊の課題として議論に上がった。

しかし、日本という国では、その時々の空気に応じた対策は比較的すぐに取られるものの、要となる局面で提起された問題を解決し、それを積み上げていくことはあまり重視されない。私権を制限する法整備の大切な議論は、私権制限を運用する現政権が信用できないからといった理由で反対する市民運動家や、逆に「日本人の民度が高いから」として現在のあり方を暗に正当化する政治家によって阻まれ、たち消えとなった（2020年7月現在）。

ＰＣＲ検査の問題は、国による監視に関わる問題だけに、政治化しやすいのは当然ではあった。また、どの国にとっても新しいウイルスであり、他の国の経過を参考にしながら手探りで対策を決めていくしかないという問題の性質上、ナショナリズムと結びついて、さらに政治化しやすいという必然性もあった。

そんな中、「ＰＣＲ検査が足りない」と煽る〝専門家〟たちは、左翼系のメディアを中心に活動し、「韓国では検査してもらえる」などと騒ぎたて、政権批判の材料とした。一方、保守系論者の中には、「韓国では無駄な検査をたくさん実施している」などとして、長期的に見た際のＰＣＲ検査態勢拡充論まで否定する人も現れ、世論は科学的議論とはほとんど関係のないところで2つに割れた。

幸い、緊急事態宣言が解除される頃から、いたずらな「ＰＣＲ信仰」は下火にはなった。

しかし、いく度かの新興感染症上陸の危機から偶然によって守られ、ＰＣＲ検査態勢拡充に手を付けぬまま２０２０年を迎えた日本が、新型コロナウイルス流行という「本番」に際し、安直な政権批判やナショナリズムと相まって科学に基づく議論を滞らせ、ウイルスからの国の守りを危うくした点については、国を挙げて反省すべきだろう。

第４章　国策としてＢＳＬ４ラボを整備せよ

バイオセーフティレベル4（BSL4）とは何か

ＰＣＲ検査態勢の整備と並んで、日本が棚上げにしてきた感染症対策に、「ＢＳＬ４（バイオセーフティレベル４）施設」の問題がある。ＢＳＬ４を所有する国は世界でも限られている。そのため、ＢＳＬ４の有無がその国の感染症に対する備えをはかる一つの目安ともなっているが、日本ではこの施設をめぐる議論が長らく続いている。

現在、日本で２つ目のＢＳＬ４を建設中の長崎大学感染症共同研究拠点のウェブサイトによれば、ＢＳＬ４とは「細菌・ウイルスなどを取り扱う実験施設の分類であり、取り扱う細菌やウイルスの致死性、感染性、伝搬様式、病原体の自然界での生存能力などを勘案して分けた４つのレベルのうちもっとも危険な病原体を扱うことのできる厳しい基準を満たした施設」とされている。

また、「ヒトまたは動物に感染症を引き起こすうえ、感染能力が高く、かつ有効な治療、予防法がない病原体にも対応できる安全性を備えた施設」であり、たとえば「エボラウイルス、マールブルグウイルス、天然痘ウイルスなども実験施設内に完全に封じ込めて取り扱う

資料4－1　BSL（バイオセーフティレベル）の分類

	扱うことができる病原体
BSL-1	ワクチンや動物に無害な病原体
BSL-2	はしかウイルス、インフルエンザウイルスなど
BSL-3	狂犬病ウイルス、結核菌、鳥インフルエンザウイルスなど
BSL-4	エボラウイルス、ラッサウイルス、天然痘ウイルスなど

出所：長崎大学感染症共同研究拠点HPより

ことができる」としている。

感染症法では、ラボの安全性基準であるＢＳＬ分類とは別に、ウイルスや細菌そのものを、危険度に基づいて「一種病原体等」から「四種病原体等」に分類している。ＢＳＬ分類とは逆に、もっとも危険な病原体が一種で、危険性の低いものが四種。一種病原体に含まれるすべての病原体と二種病原体のペストは、ＢＳＬ４でしか扱うことができない。

ややこしいことに、感染症にはこの「〜種」という〝病原体〟としての分類のほかに、「〜類」感染症という〝病気〟としての別の分類があるが、「一種病原体」と「一類感染症」はほぼ同じものを指し、これらはＢＳＬ４でしか取り扱えない。

では新型コロナは、いったい何類病原体で、何種感染症なのかと言えば、どこにも当てはまらない。新型コロナウイルスは、２０２０年１月28日の閣議で、「指定感染症」という特別な地位を与えられたためである。

指定感染症とは、「既に知られている感染性の疾病（一類感染症、二類感染症、三類感染症及び新型インフルエンザ等感染症を除く。）であって、感染症法上の規定の全部又は一部を準用しなければ、当該疾病のまん延により国民の生命及び健康に重大な影響を与えるおそれがあるものとして政令で定めるもの（感染症法第６条）」である。そのＢＳＬ基準は、たとえば、国立感染症研究所では「ＢＳＬ２以上」とするなど、各施設の裁量に任せられている。

ここで注意したいのは、あのＳＡＲＳウイルスの扱いについて、厚生労働省も、そして米ＣＤＣも、ＢＳＬ４ではなく「ＢＳＬ２以上」と定めている点だ。先にも、新型コロナウイルスの発生源として疑惑の目を向けられている、ＢＳＬ４のある武漢ウイルス研究所（ＷＩＶ）の話に触れたが、ＳＡＲＳは別にＢＳＬ４のような機密施設でなくても扱えるのだ。

２０２０年４月１日時点で日本には、特定一種病原体等所持指定施設が１施設、二種病原体等所持許可施設が79施設、三種病原体等所持届出施設が95施設ある。つまり、ＳＡＲＳを扱える施設は日本だけでも全国で１７５施設あり、中国ではそれをはるかに上回る数の施設でＳＡＲＳを取り扱うことができる。

武漢ウイルス研究所の例からも分かるとおり、ＢＳＬ４は所有することによって感染症からの国の守りを強化するものの、所有しているという事実だけで、疑いや不安の目を向けられる存在でもあるのだ。

戦後70年、東京都下旧軍用地の憂鬱

「動物実験の死体を焼く煙だね」

当時、同級生とそう噂していたと話すのは、１９７８年に武蔵村山に引っ越してきたという40代男性だ。「国立予防衛生研究所村山分室」、通称「予研」の隣にある小学校の教室の窓からは、いつも煙の上がるエントツが見えた。母親からは「あの敷地内で遊んじゃダメよ」と言われていた。

１９９７年に「国立感染症研究所村山庁舎（村山庁舎）」と名称を変え、現在に至る「予研」は、１９６１年当時、武蔵野各地に残っていた旧軍用地のひとつ「陸軍東部七八部隊」

兵舎・営庭跡地の一画に建てられた。

武蔵村山は昔から織物の産地だった。高度成長期に入った１９６０年代、和服と並んで庶民の衣料の中心となったのは、ここで作られていた「村山大島」と呼ばれる紬だ。

一面の桑畑の真ん中に作られた８万５２００坪という規模を持つこの旧軍用地の周囲は、１９６１年になっても相変わらず桑畑や茶畑だったが、その後、村山庁舎周辺も、南側を中心に少しずつ宅地化されていく。

決定的だったのは１９６６年、予研からわずか３００メートル弱のところに、都営最大級の村山団地（５２６０戸）が竣工したこと。それに伴う人口の急激な増加によって、小学校が２つ並べて建設されたことだ。当時、男性が通っていた小学校は、そのうちの１つだった。

２０１５年８月３日、国立感染症研究所村山庁舎内にあるＢＳＬ４ラボを稼働することに、当時厚生労働大臣だった塩崎恭久氏と地元武蔵村山市の藤野勝市長が合意した。

村山庁舎には１９８１年、日本初となるＢＳＬ４施設が建設されたが、「危険な病原体を持ち込む」と不安視する周辺住民の反対により長らく稼働しなかった（ただし、危険度のワンランク低い病原体は取り扱い、全国に多数あるＢＳＬ３ラボとしては使用していた）。

建設から34年の時を経た２０１５年になって、急きょ稼働のゴーサインが出たことの背景には、前年の２０１４年にエボラ出血熱が日本上陸する可能性が高まったことがあった。エボラ出血熱ウイルスは、ＢＳＬ４でしか扱うことのできない一種病原体であり、国内で患者が出た場合でもＢＳＬ４が使えなければ必要な検査をすることができず、正確な診断や治療をすることもできないことが問題となっていた。

「入院できるが退院できない」衝撃

エボラ患者が出た場合、医療現場では、他の病気と同様、患者の状態を評価するためにまず診察と検査を行ない、治療方針を立てる。エボラの場合、評価の基本となるのは血液中のウイルス量だ。発熱で始まる急性期（急に症状が出て悪くなっていっている時期）にウイルス量が増加し、回復期に入ると突然、ウイルス量が減少に向かうことが知られている。

入院時の採血で得られたウイルス量をもとに治療方針を決め、治療開始後にその治療が効いているのかを評価していく基準もまたウイルス量だ。ウイルス量が把握できて初めて、患者の状態や病気の進行ステージを理解し、投与した医薬品の有効性を評価しながら、治療を進めていくことができるのである。

エボラ出血熱ウイルスは感染症法上の「一種病原体」、世界保健機関（WHO）基準の「リスクグループ4」、すなわち、地球上でもっとも危険性が高い病原体に分類される。新型コロナウイルスとは異なり、1から4まである国際的バイオセーフティ基準の最高段階、BSL4の検査・実験施設でしか取り扱うことができない。

厚労省によれば、エボラに感染しているとは確定していない「エボラ疑い」の患者から採取された血液検体は、BSL3の施設でも取り扱うことができる。そのため、エボラかどうかの診断までは、BSL4の稼働していなかった2014年でも下すことができた。しかし、エボラと確定して以降は、エボラウイルスの含まれた血液などの検体を日本国内で取り扱うことができなかったのである。

エボラ患者が「回復した」と判断されるのは、状態が良くなり、かつPCR陰性、すなわち、血中からウイルスが検出されなくなったことが確認されたときだ。そうなれば、エボラを他人に感染させるリスクも治療を続ける必要もない。しかし、この判定には、BSL4として正式稼働している施設が必要となる。

つまり、2014年当時の日本では、エボラと確定すれば隔離され、治療を受けることができるが、入院時の患者の状態や治療の評価はおろか、回復し退院してもよいという判断すら下すこともできなかった。もっと言うと、エボラと確定すれば「強制入院だが、退院はできない」という衝撃的な状況にあったのだ。

旧軍用地の特殊施設に押し寄せてきた「郊外」

世界では、大学や製薬会社の研究者が日頃からＢＳＬ４で病原体に触れ、研究やワクチン・治療薬などの開発を行なうことで、有事に危険な病原体を取り扱える研究者を育てることもＢＳＬ４の役割と考えられている。

しかし、村山庁舎のＢＳＬ４の稼働合意があった２０１５年8月3日付の『産経新聞』によれば、住民の不安は根強く、武蔵村山市長も当面の業務は検査に限定するよう求めており、研究や医薬品開発のために大学や製薬企業がこの施設をすぐに利用するのは難しい状態だった。

東京都下の旧軍用地で起きた事件といえば、２０１５年7月26日に起きた、調布飛行場の小型機墜落事故をご記憶の方もいるだろう。

近隣の住宅地に墜落して8人の死傷者を出したこの惨事の際にも、「こんなに住宅地に近いところに危険な施設が！」と問題視されたが、住宅地に近いところに危険な施設を作ったのではなく、都市が巨大化して郊外にまで交通網を広げ、わざわざ住宅地から遠いところに作ったはずの特殊施設の傍にまで、住宅地が作られるようになったというのが実際だった。

調布飛行場は終戦後、アメリカ軍に接収され、10年後の1955年に一部返還されたが、隣接地に設けられた38万坪におよぶ農場では、占領軍の管理の下、1961年まで全国の米軍基地に生鮮野菜を供給していた。

終戦後、朝鮮戦争（1950～53年）の特需によって復興の発端を得た日本は、1955～57年の神武景気で高度成長期に入り、その好況は1973年の第一次オイルショックのころまで続いた。復興のための集団就職、長期出稼ぎという形で人口は東京に集中し、次第に武蔵村山市や調布市のある多摩地区へとあふれ出した（参考文献『首都防空網と〈空都〉多摩』鈴木芳行著、吉川弘文館、2012年）。

その頃、東京郊外にあった広大な軍用地の跡地の多くは、学校や病院、公園やスタジアムのほか、飛行場や研究施設などの特別な目的で利用されるようになった。大学や公園・病院であれば歓迎され、目立った公害がなく多額の税収を生む工場であれば黙認されるが、特殊な使命を負って生まれ変わったいくつかの施設は、時代の流れと共にさらなる使命を負い、公共の利益のために機能しようとしながらも新たな軋轢《あつれき》に苦しんできた。

研究者や政府の期待もむなしく、十分に活用されないまま老朽化だけが進んだ、当時最新鋭の設備を備えていた武蔵村山のＢＳＬ４も、その一つだった。ＢＳＬ４が稼働していなかったそれまでの日本では、エボラのような危険度の高い病原体を扱える日本人研究者は、みな海外育ち。即戦力になる人材は非常に限られていた。

パンデミック・インフルエンザの治療薬として開発され、新型コロナの治療薬としても期待された富士フイルムの「アビガン（一般名：ファビピラビル）」は、エボラ出血熱にも有効として２０１４年当時も世界中の注目を集めたが、稼働しているＢＳＬ４がないために、日本ではエボラ出血熱の治療薬の開発はできなかったという過去を持つ。

そして、アビガンの治験の前段階にあたる動物実験は結局、はるか海を越えて、ドイツにあるベルンハルト・ノホト熱帯医学研究所のＢＳＬ４で行なわれることになった。

「国策」長崎大ＢＳＬ４への反対運動

２０１９年１月26日、九州の長崎大学が、ＢＳＬ４施設の建設に着工したことが報じられた。地味なニュースだ、知らない人も多いだろう。

２０１５年の村山庁舎のＢＳＬ４稼働合意から４年。日本で唯一の熱帯医学研究教育施設を持つ長崎大学に、国防としての感染症対策の要ともいえるＢＳＬ４が建設されるというのであるから、近くにＢＳＬ４のなかった地元長崎にとっても、これはいいニュースであるはずだった。

ところが、翌１月27日付の地元紙『西日本新聞』は、反対住民でつくる市民団体が「住宅街にあるキャンパスでウイルスが漏れ出れば、生命や身体が危険にさらされる」などとして、詳しい施設内容や病原体の種類、入手経路などの情報開示を求める訴訟を長崎地裁で起こし、起工式にも「住宅密集地に危険な実験施設はいらない」とプラカードを持った周辺住民55人が押し掛けて抗議を行なったと報じた。

全国紙では『朝日新聞』が、「長崎大でＢＳＬ４起工式　住民ら60人が抗議」の見出しで報じ、28日付『産経新聞』も見出しにこそ謳《うた》っていないが、「一部住民は、施設の安全性が担保されていないとして、建設差し止めを求める仮処分を長崎地裁に申し立てた」と書いているところをみると、一部市民や一部メディアの同施設への不安は相当なようだった。

一方の長崎大学はこの間、ＢＳＬ４に「高度安全実験施設」という新訳語を当てて安全性を強調し、住民への理解を求めていた。その成果もあってか、『日本経済新聞』は「新興感染症　防御に挑む　長崎大、国内初の本格拠点」、『毎日新聞』は「長崎大ＢＳＬ４施設・起工式　東京に続き、国内2例目　関係者80人参加『研究で人類の安全安心に貢献』」の見出しで、政府が長崎大のＢＳＬ４建設を「国策」として位置付けていることを強調する記事を掲載した。

同じニュースを報じているはずなのに、この温度差はどこから来るものなのだろうか。

「ＢＳＬ４施設計画の差し止めを求める会」のウェブサイトに掲載された情報開示を求める訴訟の第一回口頭弁論の意見陳述には、「私たちも、ＢＳＬ４の施設が必要であると言うことまでは否定していません」とした上で、「ＷＨＯの立地の指針では、住宅地への設置を避けるよう求めていますが、大学は住宅地を避ける努力をしたのでしょうか？」とある。

どうやら周辺住民も、ＢＳＬ４が必要との認識は持っているが、村山庁舎のＢＳＬ４と同様、近所につくられるのは迷惑ということのようだ。

それにしてもＢＳＬ４をめぐる議論は、なぜいつまでもこう「グダグダ」なのだろうか。また政府は、長崎にあるＢＳＬ４をなぜ「国策」と呼ぶのだろうか。

ＷＨＯの指針に「住宅地への設置を避けよ」の一文なし

そこでまず、ＷＨＯ発行のＢＳＬ４施設の設置指針「実験室バイオセーフティマニュアル(Laboratory biosafety manual) 第三版」を開いてみた。

ところが、何度読み返しても、住宅地への設置を避けるように求める一文を見つけることができない。２００４年発行と、やや古い文書なので不安になり、バイオセーフティに詳しい研究者に確認を取ると、毎年改定されると言われながら、かれこれ15年も改定されておらず、いまだに第三版が最新であることは間違いないという。

続いて、長崎大学のウェブサイトを見てみた。

すると、「既にＷＨＯに確認し、市街地への設置も問題なし、との回答を得ています」との一文があり、長崎大学が提供している「国内外の既設ＢＳＬ４施設の立地状況」という資料を見ても、主要先進国Ｇ７のドイツ（3施設）、イギリス（2施設）、フランス（1施設）、イタリア（2施設）、カナダ（1施設）、アメリカ（8施設）、日本（1施設）にある計18カ所のＢＳＬ４のうち、２カ所を除くすべてのＢＳＬ４が、市街地や住宅近接地にあることも分かった。

同じ研究者によれば、反対住民が準拠しているのは、１９９７年発行のＷＨＯの指針「医療検査施設の安全性（Safety in health care laboratories）」にある、「高リスクの検体を扱う検査室は、患者のいる病棟や公共のスペース、および頻繁に利用される場所から離れた場所に設置することが望ましい」という一文。

つまり反対住民は、ＢＳＬ４の設置基準とはまったく関係のない、医療施設内における検査室の設置場所に関する文書を持ち出して、ＢＳＬ４の近所への設置に反対しているのだというのだ。

ボタンを掛け違えたようなＢＳＬ４をめぐる長崎大学と周辺住民とのやりとり――。

詳細を知るため筆者は、ベルンハルト・ノホト熱帯医学研究所のＢＳＬ４の最高責任者であり、長崎大のＢＳＬ４のアドバイザーも務める、シュテファン・ギュンター博士に、直接話を聞くことにした。

シュテファン・ギュンターという名前に、どこか聞き覚えのある読者もいるかもしれない。ギュンター氏は２０１３年、「はじめに」で紹介した、あのアンゲラ・メルケル首相にロックダウンをアドバイスしたクリスチャン・ドロステン氏と共にＳＡＲＳウイルスを発見したウイルス学者である。

原発には寛容な日本という国への疑問

「取材の目的をはっきりさせてください」

取材に訪れた筆者を迎えたのは、シュテファン・ギュンター博士ではなく、緊張した面持ちの広報担当の女性だった。

長崎市や長崎大学に対するＢＳＬ４に関する講演やコンサルティングのため、今までにも３回ほど長崎を訪れているというギュンター氏は、ＢＳＬ４建設に反対する住民の反応によほど懲りていたらしい。広報担当者からブリーフィングを受けた後、やっと部屋に入ってくると、こう話し始めた。

「日本人は原発にはあんなに寛容なのに、なぜBSL4にはそんなに反対するのでしょうか」

福島の原発事故を機にエネルギー問題に関する議論の進んだドイツでは、2022年までに原発の全廃が決まっている。一方、科学立国である日本が、あれほどの事故を経験した原発には寛容で、感染症研究に不可欠なBSL4には不寛容なことが理解できないというのだ。

「仰々しいスーツを着て作業をしているから、BSL4の実験室内にはウイルスが飛び交っているように思うかもしれませんが、実際には普通の白衣でも作業できます。排気口からウイルスが漏れ出て周辺の環境を汚染する可能性は限りなくゼロです。仮にBSL4が壊れたとしても、大したことはありません」

BSL41つより患者一人の方が100倍危ない

ギュンター氏によれば、BSL4の安全性を考える上でのポイントは3つあるという。

1つは、ウイルスの量である。エボラ患者一人当たりが持つウイルス量は、ベルンハルト・ノホト熱帯医学研究所にあるエボラ出血熱ウイルスを含むすべての危険なウイルスの量の10から１００倍。全ウイルスを集めても患者一人の持つウイルス量にも及ばない。

世界中どこでも、患者は大学病院などにある陰圧室で入院管理するのが普通で、患者がＢＳＬ４に来ることはまずない。来るのは、患者から採取され厳重に管理された形で送られてくる、ごく少量のウイルス検体だけだ。

２０１４年の西アフリカでのエボラ出血熱大流行時も、患者はベルンハルト・ノホト熱帯医学研究所から5キロほど離れたところにあるハンブルク・エッペンドルフ大学病院（ＵＫＥ）で管理し、患者から採取した血液や尿などの検体だけを、ベルンハルト・ノホト熱帯医学研究所のＢＳＬ４に送って検査したという。

高度な医療を提供するが患者と共に大量のウイルスが存在する病院は、安心どころかウェルカムなのに、少量のウイルスが厳重に管理されたＢＳＬ４は危険だという主張は理解できないというのだ。

「２０１４年のエボラ流行では、支援に訪れた欧米の医師や看護師も感染して亡くなりました。しかし、ラボの関係者は一人も感染していません。患者に接する医師と、検体だけに接する研究者とでは、暴露されるウイルス量が違うし、ラボの人間は臨床の医療者よりもウイルスを安全に扱い慣れているからです。

心配すべきは、ＢＳＬ４からウイルスが漏れ出る危険性より、病院内で誰かが感染し、気付かないまま病院の外に広げてしまう危険性です」

確かに、日本における新型コロナウイルスの流行においても、病院でのクラスター、特に感染症の患者を専門に扱っているわけではない医療施設でのクラスターが多数報告されたが、ＰＣＲ検査を実施する保健所や検査施設でクラスターが起きたという報告は聞かなかった。

漏れ出す危険より「持ち出す危険」

ポイントの２つ目は、エボラなどがＢＳＬ４から漏れ出す危険性ではなく、内部にいる人が「意図的に持ち出す危険」だ。ＢＳＬ４に出入りする研究者がテロなどの目的で危険なウイルスを意図的に持ち出し、ばらまこうとすれば、それを防ぐことはできない。

そのため、ドイツでは、ＢＳＬ４に出入りする研究者の「セキュリティ・クリアランス（身元のスクリーニング）」を、政府直轄の連邦憲法擁護庁（ＢｆＶ：Bundesamt für Verfassungsschutz）が行なっているという。

セキュリティ・クリアランスは、軍事施設や原子力施設など、他のナショナルセキュリティに関する組織でも行なわれているが、基準やプロセスは機密中の機密だ。ベルンハルト・ノホト熱帯医学研究所もいっさい把握していないという。

ところが、日本では、肝心のＢＳＬ４で働く研究者の身元スクリーニングの制度がなく、各施設に丸投げだというのだ。

となると確かに、日本のＢＳＬ４にもバイオテロを目論《もくろ》む研究者が入りこみ、長崎のＢＳＬ４から危険な病原体を持ち出してバイオテロを起こす可能性は否定できない。

「しかし」と、ギュンター氏は続けた。

「もしテロなどの目的で、危険な病原体が意図的に持ち出されることがあるとすれば、標的となるのは政府の関連施設やメディア、人の集まる場所などです。それに該当しない長崎大学ＢＳＬ４周辺の住宅地は、世界でもっとも安全な場所の一つと言えるでしょう。また、ＢＳＬ４というと、すぐ生物兵器だのバイオテロだのという話になりますが、兵器として実用性があるのは炭疽菌くらいなのは、研究者の常識です」

炭疽菌は１８７６年、ドイツ人医師のロベルト・コッホが同定し、微生物によって広がる病気「感染症」の存在を初めて証明することになった細菌だ。第二次大戦時より生物兵器として利用されてきたが、２００１年、アメリカの同時多発テロ事件の１週間後、アメリカの大手メディアや上院議員に、炭疽菌の入った封筒が送りつけられた「炭疽菌事件」の方が記憶に新しいだろう。

生物兵器としての微生物の実用性は、①致命的なダメージを確実かつ即座に与えられること、②有効なワクチンや治療薬があること、③ヒトからヒトへ感染しないこと、④使用による環境汚染が少なく修復が容易であることの４点によって決まる。

時間をかけて敵を死に至らせるような微生物では「武器」としての意味をなさない。ワクチンや治療薬がなく、ヒトからヒトに容易に感染し、周辺の環境を汚染し続けるようでは、その生物兵器を使用した後に自国の軍隊が侵入し、敵国の領土を占領することもできないからだ。

新型コロナは生物兵器にならない

つまるところ、危険であっても、ある程度の「感染しにくさ」と「有効な予防や治療手段」を持たない微生物は、生物兵器としての実用性を持たない。また逆に言えば、比較的ありふれた病原体であっても、上記の性質を満たしていれば生物兵器になる。

エボラは、この条件を満たしていない。

そして、新型コロナも、この条件を満たしていない。

SARSがBSL4で扱う必要のない病原体であることに加え、新型コロナウイルスがSARSを遺伝子改変した生物兵器であるという説を世界の科学者たちが否定するもう一つの理由はここにある。

第1に、新型コロナには確実な致死性はない。第2に、SARSにも新型コロナにも治療薬やワクチンは存在しない。第3に、どちらもヒトからヒトへ感染する。もっとも、SARSのワクチンや治療薬を開発中にウイルスが変異し、何らかの理由で外部に出たという可能性はゼロではない。

アメリカでは、炭疽菌以外にも、天然痘やボツリヌス菌を生物テロの可能性のある微生物としてマークしているという。しかし、このうち、ワクチンの普及により1980年に撲滅され、現在ではアメリカとロシアのBSL4でごく少量の検体が厳重に管理されている天然痘以外の病原体、すなわち炭疽菌とボツリヌス菌の２つは、ＢＳＬ４ではなく、安全性レベルの１段階低いＢＳＬ３のラボで取り扱える。

ボツリヌス菌は、アメリカでも一時期生物兵器として開発が進められ、国連の調査からは、イラクでも保有していることが明らかになっていた。ただし、オウム真理教がバイオテロの手段として応用するために実験と大量生産を試みたが失敗したことが示すとおり、実用性は疑問視されており、炭疽菌の実用性には遠く及ばない。

また生物兵器は必ず、特定の機関から持ち出されるものであり、化学兵器やクラスター弾などに比べて格段に「足がつきやすい」ことから、現在、第２章でも触れたいわゆる「ＣＢＲＮ（シーバーン：化学〔chemical〕・生物〔biological〕・放射性物質〔radiological〕・核〔nuclear〕）」の中でも、もっとも使用頻度の低い物質となっている。

元国立感染症研究所所長の倉田《くらた》毅《たけし》氏によれば、アメリカは１９９８年以降、30億、１６０億、２００億円と予算を急増させながら米ＣＤＣのバイオテロ対応部門を強化してきたが、炭疽菌事件の起きた２００１年、米国政府は特別予算として３８００億円を計上した。当時米ＣＤＣは、大きな駐車場をつぶして、ＢＳＬ３とＢＳＬ４だけが入った11階建ての新しい施設も建設。炭疽菌の次は天然痘であるとして、ここで天然痘を用いた実験を行なうことも想定したという。

また国立アレルギー・感染症研究所（ＮＩＡＩＤ）では、ワクチンと薬剤開発と病原体の遺伝子解析に９００億円が配布され、この研究チームには米国籍を持たない人は一切参加できないとされたとのことだ。炭疽菌事件以降しばらくの間、米ＣＤＣやＮＩＨに当てられるアメリカのバイオテロ関連予算は年間５０００億円、６０００億円といったスケールを維持し、国防総省がそこにさらに別途の予算を出していたことについては心に留めておくべきであろう。

安全性を厳格に求めるほど、危険が増すパラドクス

ＢＳＬ４の安全性を考える上での３つ目のポイントは、ＢＳＬ４は、安全性を追求し、安全装置を厳格に巡らせれば巡らせるほど、不測の事態に対応しづらくなるというパラドクスがあることだ。

ギュンター氏は先を続けた。

「長崎には、コストの面からも、構造はもっとシンプルにして、状況に柔軟に最適化する余

裕（ロバストネス）を残しておいたほうがいいと伝えています。しかし、住民の要望だと言ってなかなか聞いてもらえません。

たとえば、予備電源が切れたとき、その予備の電源も切れたときくらいまでは想定していても、予備の予備の電源が切れた場合どうするのか。構造が複雑だと、どこから手を付けたらいいのか分からなくなります」

ヒューマンエラーよりも、危険性の誤認、意図的持ち出し、過剰な安全構造の危険性に警戒すべきだという指摘は、ＢＳＬ４に限らず、原発や軍事施設など危険な物質（ハザード）を扱う施設や組織を考える際の示唆に富む。

韓国・中国に抜かれた日本の「国策」

２０１９年８月、カナダ国立微生物研究所所属の中国人研究者２人が、旅客機でエボラ検体を中国に持ち帰り、解雇・除名されたことが報じられた。

インターネット上には、「中国は生物兵器でも作る気か」「旅客機で持ち帰るとは危険だ」などいった反応が溢れたが、カナダの政府当局はあくまでも「（ワクチンや治療薬、検査キットの開発などにつながる）貴重な知的財産」を無断で持ち帰ったことを問題視した。国防の観点から見たときの危険な微生物とは「生物兵器の原材料になるもの」というよりも、そういった微生物の脅威から国民を守るための研究や訓練を行ない、ワクチンや検査薬・治療薬の開発などの産業の育成につなげるための「知的財産」なのだ。

中国人研究者2人は、逮捕・起訴されていないが、機密を扱うものとしてのセキュリティ・クリアランスを取り消されたという。

このように、BSL4の話をすると必ずと言っていいほど出てくるのが、生物兵器やバイオテロといった「武器としての微生物」の話だ。エボラや新型コロナに生物兵器としての実用性がないことについては述べたが、やはり気になるのは、中国や韓国など隣国のバイオセキュリティ対策事情である。

日本のメディアではほとんど報じられていないが、2017年3月、韓国は国内初のBSL4を稼働させている。続いて中国も2018年1月、建設費3億元（約45億円）を投じた本土初のBSL4を武漢で稼働させ、2025年までに中国全土に5～7つのBSL4を建設するとしていることも書いたとおりだ。

つまり日本は、１９８１年当時、世界最新鋭を誇るＢＳＬ４を武蔵村山市に完成させていながらも、周辺住民の反対にあって30年以上もの間これを稼働させることができず、結局は、中韓、そして台湾にもＢＳＬ４合戦で水をあけられる結果となっていたのである。

国策としてのＢＳＬ４とは何か

２０１９年初頭、日本政府は1月から建設の始まった長崎大学のＢＳＬ４を、「国策」と位置づけていると発表した。知る限り、ＢＳＬ４に関し日本政府が「国策」という言葉を用いたのはそれが初めてのことだった。

日本政府のいう「国策」とは、何を意味するのか。

筆者はまず、２０１９年初めから長崎大学に建設中のＢＳＬ４の「国策」としての位置付けを確認すべく、当時雑誌に記事を寄稿していた出版社を通して、厚生労働省に問い合わせを行なった。

窓口の担当者からは、「国策なんだから内閣に聞いてくださいよ」などと言われたようだが、管轄は厚労省ではなく文部科学省であることも分かり、最終的には文科・厚労両省の担当者から話を聞くことができた。

まず、文科省研究振興局に在籍し、先端医科学研究企画官として長崎大学で行なわれた地域連絡協議会にも出席した高城亮氏は、「『文科省がやります』ということではありません。内閣を中心に各省庁、内閣官房国際感染症対策調整室で議論を重ねて、国が関与していくことを、平成28年11月17日に閣議決定をしたことに基づいています」とした。

たしかに同日付の閣議資料には、国はＢＳＬ４施設を中核とした感染症研究拠点の整備を進めており、「長崎大学が設置計画を推進するＢＳＬ４施設において行う病原体を用いた研究の安全性を確保できるよう（中略）対応を講じる」としている。

しかし、これではなぜ長崎大学へのＢＳＬ４設置が国策となるのかはよく分からない。

次に、厚労省、感染症情報管理室長（当時）の磯貝達裕氏に聞くと、「海外からの観光客も増えており、東京オリンピックも控えている。五輪以降まで鑑みて、高度に危険な感染症の治療体制の精度を高めるためにもＢＳＬ４施設が必要と考えている。第一義は、患者の生命を守ること」としたが、武蔵村山に加えて新たに長崎にＢＳＬ４をつくることの理由についての答えはなかった。そもそもオリンピックを開催する東京にＢＳＬ４があるのに、約１

０００キロも離れた長崎に、なぜこれから新たにＢＳＬ４をつくるのか。この回答は興味深いが、かなり無理があった。

また、長崎大学ＢＳＬ４のアドバイザーも務める、先ほどのギュンター氏は、「最新式のＢＳＬ４は『建設に5年、稼働に5年』と言われている。長崎大はＢＳＬ４完成までに1、2年と楽観的だが、マニュアルにある緊急時の安全装置や陰圧室の動作確認などには、膨大な時間と手間が必要で、箱だけできればすぐに稼働するというものではありません。特にあんなに複雑なつくりでは、動作確認だけで5年はかかるでしょう」と、オリンピックには到底間に合いそうにないことを語った。

住民との合意形成につまずく理由

ここから見えてくるのは、日本政府の「国策」の曖昧さと、「国策」を前面に出したコンセンサスコミュニケーションの失敗だ。

医療や環境をめぐるリスクガバナンスの基本理論として、ウィリアム・リースの「リスクコミュニケーションの三段階（１９９６年）」が知られている。

リスクコミュニケーションとは、リスクに関する情報交換全般を指し、①パンデミック、大事故、災害など有事における「クライシスコミュニケーション」、②リスクに不安を抱く人たちに寄り添うよう科学に基づく情報を伝える「ケアコミュニケーション」、③「ＮＩＭＢＹ（Not In My Back Yard：うちの裏庭にはやめてくれ）」施設の受け入れに関する合意形成のための「コンセンサスコミュニケーション」などに分けて議論されてきた。

リースによれば、環境問題などが噴出した１９７０年代から１９８０年代半ばにかけて、リスクコミュニケーションの主目的は、リスクを隠蔽する企業などに対する「情報公開」だった。しかし、１９８０年代半ばから１９９０年代半ばに情報公開が一般化すると、今度は、情報公開を通じた市民の「説得」へと変化していった。

ところが、１９９０年代以降、欧米や日本における情報公開を通じた合意形成は、失敗に終わる傾向が強まっている。

理由は、インターネットを通じて誰にでも情報検索や意見表明が可能となり、市民の側に自分で見つけた情報をもとに自分で判断したいという意識が強まっていることだ。そして、市民の準拠する情報と判断、および専門家のそれは往々にして乖離しているためだという。

文科省によれば、２０１９年度の長崎大学ＢＳＬ４を中核とした感染症研究拠点の形成にかかる予算は、約30億５０００万円。うち施設設備の整備に関する予算は、約27億４０００万円としていた（長崎大学感染症共同研究拠点ＨＰ「地域連絡協議会」参考資料より）。

２０１９年当時、文科省に「コストに見合う使途目的は？」と質問すると、「現在はまだ施設ができていないので、準備研究のために予算を組んでいる状況。国内に同様の施設もないので、疑似研究や海外の施設の研究を行なっている」などとして明確な回答はなかった。

２０２０年２月、文部科学省は、国の２０２０年度予算案に、関連経費約43億８０００万円が概算要求どおりに計上されたことを発表した。関連経費のうち、施設整備費は約40億４０００万円。施設は地上５階建てで、総工費は約75億５０００万円だという。

ＢＳＬ４にかかるコストは建設費だけではない。稼働以降は、光熱費やメンテナンス費用など、建設費の約10％、すなわち7億円から8億円のランニングコストが「毎年」かかることを申し添えておく。

政府、大学、住民のピント外れの主張とすれ違い

ここでもう一度、長崎大に対する情報開示を求めた訴訟の第一回口頭弁論の原告の意見陳述を見てみると、「浦上地区は国策により、近代になって2度、壊滅的な被害を受けております」として、国策として行なわれたキリシタン弾圧と国策として始められた太平洋戦争における原爆投下という、BSL4とは関係がない2つの「国策」とその被害が綴られていた。

そして、長崎大学と国立感染症研究所のウェブサイトを見てみると、BSL4のリスクに関する情報提供はあるが、なぜ「長崎に」BSL4が必要なのかという肝心の点については何も触れられていなかった。

筆者はここに、リースの言う「合意形成の失敗」の典型例を見る。「国策」としての明確なビジョンもないまま巨額の予算を付けた政府、予算が付いたのをいいことにBSL4建設を推し進めたが、中身の伴わない「国策」を強調することで住民に安心を与えるどころか逆に反感を買った長崎大、そしてピント外れな不安をますます募らせる市民、この関係のグダグダだ。

長崎のグダグダを遠巻きに見る感染症の研究者たちからは、「バイオセキュリティがどうのというのは建前で、東京オリンピックは最後の感染症予算バブル。村山のＢＳＬ４が厚労省管轄で、長崎は文科省管轄。うまいこと文科省の方から予算が取れてしまった長崎大が必死で頑張る気持ちは分かります」といった苦笑も漏れていた。

肝心の長崎大学はといえば、筆者の立場と取材の趣旨は理解しているが、必要な情報についてはすべてウェブサイトに公開しており、個別取材には答えられないとの回答だった。

サルを用いた動物実験に寛容な中国

「国策」長崎大ＢＳＬ４建設について、同じグダグダをくり返すのは、本当に致し方ないことなのだろうか。

感染症分野に限ったことではないが、韓国政府は近年、同じ疾患の患者はいくつかの大規模専門医療施設に集中させる「センター化」を国として積極的に進めており、医療の効率化・高度専門化が図られている。そしてそのことが、サンプル数（Ｎ数）の大きな臨床研究を短期間で行なうことを容易にさせている。

中国は、生命自然科学の研究の倫理基準がますます厳しくなる中でも、サル（類人猿）を用いた動物実験に寛容だ。ヒトに対する新しいワクチンや医薬品の評価には、マウスやラットのデータではなく、類人猿から得られたデータが必要である。つまり、サルでの実験をしていないものを、簡単にヒトには応用できないことになっているが、２０２０年４月19日、新型コロナワクチンの開発競争において世界に先がけてアカゲザル８匹を用いた動物実験のデータを発表したのも、中国企業のシノバックだった。

こういった事情を考えれば、韓国や中国など新興のＢＳＬ４保有国が、医薬品の開発や感染症研究の分野でこれからどんな成果を出してくるのかは未知数だ。

日本も産業としてワクチンや医薬品開発をサポートしていく姿勢を国が持たないことには、アカデミアにも、そしてバイオ関連産業にも明るい未来はないだろう。

日本政府は東京オリンピックを前に、ここ数年日本でくすぶっていた風疹・麻疹の流行が世界に広がることを強く警戒し、ワクチンの接種率を向上させようと考えていたという。また、オリンピックと直接関係があるとは思えないが、定期接種であるにもかかわらず接種の通知を止めたことで、接種率が１％以下になっている子宮頸がんワクチンについても、勧奨を再開し接種率を回復する計画もあったという。

　そういったどさくさに紛れて、棚上げになっていたＢＳＬ４の整備を推し進めようとしていたこと自体は悪くはない。しかし、空虚で場当たり的なわが国の「国策」のあり方は、新型コロナパンデミックにおいても、突然の全国一斉休校や国民全員への布マスク配布などの形で散見されることとなった。

東京オリンピックと長崎ＢＳＬ４、どちらが卵で鶏か

　２０１９年９月27日、国立感染症研究所は、エボラ出血熱、ラッサ熱、クリミア・コンゴ出血熱、マールブルグ病、南米出血熱の５種類の特定一種病原体を初めて輸入し、村山庁舎の「ＢＳＬ４」施設で保管を開始したと発表した。ついに、村山庁舎のＢＳＬ４が稼働したのだ。

　武蔵村山市のウェブサイトに掲載された、２０１８年11月15日付文書「国立感染症研究所の検査体制等の充実・強化について」には、２０２０年の東京オリンピック・パラリンピックには、「様々な国から、多数のアスリート、要人、観客等が集まり、感染症が持ち込まれ

る危険性がある。また、国際的に最高の注目度を集めて開催される行事であることから、大会の機会を狙った国際テロ等の発生も懸念される」ため、海外から、国際的に脅威となる南米出血熱等の一類感染症の病原体の分与を受ける必要があると考えており、ラッサ熱やエボラ出血熱、アレナウイルス属、クリミア・コンゴ出血熱やマールブルグ病のウイルスを「輸入の禁止を解除するために厚生労働大臣による指定を受け、その後、海外から分与を受けることを考えている」と書かれていた。

つまり、村山庁舎のＢＳＬ４は、２０１５年の稼働決定から3年が経過した２０１８年の時点でも一度も使われておらず、東京オリンピックという大義名分をもとに、そこからさらに1年近くをかけてやっと稼働にこぎつけていたのだ。

そして、一方の長崎大学はといえば、２０１９年9月、長崎大学の周辺住民や市民ら２２６９人でつくる「ＢＳＬ４施設計画の差し止めを求める会」（山田一俊代表）から、今度は同施設の研究計画差し止めなどを求める訴訟を長崎地裁に起こされた。

訴状の内容に目新しい点はなく、２０１９年9月25日付の『長崎新聞』によれば、ＢＳＬ４施設からウイルスなどが漏れると、住民は感染して命に関わる健康被害が生じるなどと主張。長崎大や長崎市は着工後も原告が求める情報を明かさず、住民の憲法上の幸福追求権や人格権、知る権利が侵害されているとしていたが、同年12月、長崎地裁は「具体的な危険性があると認めることはできない」として、申し立てを却下した。

厚生労働省が「東京五輪以降まで鑑みて」としていたＢＳＬ４について長崎大は、「２０２１年７月に完成予定」とオリンピックには間に合わないスケジュールを示してきたが、新型コロナの感染が拡大した２０２０年３月24日、７月下旬から８月上旬にかけて予定されていたオリンピックの１年延長が決まった。

かくして、オリンピックを理由に建設が進められ、オリンピックに間に合わない完成予定となっていた長崎のＢＳＬ４は、一応のところは、オリンピックに間に合う予定となったのである。

第5章　パンデミックの予行演習、エボラ出血熱を振り返る

スペイン風邪よりもエボラ出血熱から見えてくる新型コロナ

２０１９年夏、２０１４年に世界を震撼させたエボラ出血熱は、西アフリカのコンゴで再び流行を始めた。２０１９年８月４日、厚生労働省は、コンゴから帰国した日本人女性にエボラ出血熱を疑い、隔離・検査した結果、エボラ出血熱ではなかったことを発表した。

ＷＨＯ（世界保健機関）がパンデミックまで宣言した２０１４年のアウトブレイクでは、日本でもエボラ疑い患者が出るたびにテレビや新聞が大騒ぎしたが、この時の報道は比較的落ち着いていた。理由は何か。

１つは、２０１４年のアウトブレイクでは、「パンデミック（世界的流行）」という言葉とは裏腹に、アフリカの外でのエボラ流行は限定的であったこと。かつ、エボラがそう簡単に広がる病気ではない（少なくとも空気感染はしない）ことが確認されたこと。

２つ目に、効果と安全性がほぼ確認されているワクチンが開発され、使われるようになっていること。

３つ目に、日本でも、「ＢＳＬ４（バイオセーフティレベル４）」ラボと呼ばれるエボラウイルスなど世界最高レベルの危険性を持つ病原体を扱うための安全基準を満たした研究実験施設がやっと稼働したことであろう。

とはいえ、日本の報道が落ち着いていた理由は、この３つのうちほぼ１つ目によるものだ。２０１４年のアウトブレイク時も結局、日本人の患者は出なかった。これがお隣の中国や韓国辺りで流行っているというのであれば、また違った反応もあるのだろうが、日本にとってエボラは、所詮、遠いアフリカの病気だった。患者に接触する可能性のある医療者や西アフリカに用事のある人などごく一部の人以外には、まったくの他人事だったのだ。

開発中のワクチンが試験使用されるようになり２０１９年にはヨーロッパとアメリカで正式に承認されたことも、ＢＳＬ４のことも知らない人がほとんどだろう。

病原体も生きている時代も違うのに、１９１８年のスペイン風邪とばかり比較されることの多い新型コロナパンデミックだが、「国を守る」という観点から感染症を捉える場合、人や物、金や情報の往来が似た「現代のパンデミック」から学ぶことは多い。

新型コロナとの闘いの一助とするためにも、ＷＨＯからパンデミック宣言も出された２０１４年西アフリカにおける史上最大のエボラ出血熱アウトブレイクについて、振り返りたいと思う。

エボラ出血熱、日本にも上陸の危機

「アメリカで広がったら日本にも来るだろう。日本の医療現場で対応できるのか」

感染症法によれば、２０１４年時点で、日本でエボラ出血熱患者を収容できた特定感染症指定医療機関・第一種感染症指定医療機関は、全国で45施設、92床。

そのひとつに勤める医師は、エボラウイルスに対する不安をこう語った。特別な指定を受けた感染症専門の医療機関でも、エボラ出血熱のような隔離措置を必要とする特殊な感染症の治療にあたった経験のある医療者は、ごくわずかだった。

エボラ出血熱は、１９７６年ごろから知られている感染症であり、２０１４年当時でも全くの新しい病気というわけではなかった。しかし、医療水準の低さ、野生動物の食肉習慣や死者に抱きついて弔う風習といったアフリカ独特の状況を背景に、あくまでもアフリカ大陸の中だけで時折小さく流行し、収束するローカルな病気であった。

それが、２０１４年の８月から感染者が急増。患者は大陸を越え、万全と思われていた先進国の医療体制の中で、静かに感染を広げ始めた。

アメリカで発症した最初のケースは、9月30日、潜伏期に検疫を潜り抜けてアメリカに入国したリベリア人男性だった。最初に受診した外来では「ただのありふれたウイルス感染症」との診断を受けて自宅に帰され、発症後4日もの間、隔離されることがなかった。

アメリカ・テキサス州の保健当局は10月12日、テキサス・ヘルス・プレスビテリアン病院の看護師が、エボラウイルス陽性の診断を受けたと発表した。この看護師は、アメリカ初の輸入感染例として報告された先のリベリア人男性患者のケアにあたっており、これがアメリカ国内で起きた初めてのエボラ出血熱感染例となった。

アメリカは8月より航空会社や各国の空港検疫と協力し、出国および入国に関する水際対策を開始していた。しかし、エボラ出血熱は、潜伏期間が最長で21日と長く、感染はしているが発症はしていない潜伏期の感染者を検疫のスクリーニングで拾うことはできない。当初から、エボラがアメリカ国内に入ってくるのは時間の問題とも言われており、男性患者が厳しい検疫をすり抜けたことは驚くに足らなかった。

流行地のアフリカではなく、設備の上でも手順の上でも医療者の感染症防護対策が徹底されているはずのアメリカで、医療者への感染が起きたことは重大な意味を持っていた。

米疾病対策予防センター（米ＣＤＣ）は、看護師の感染例を「ある時点でプロトコール（手順）違反があった」として例外的であることを強調し、「封じ込めは十分可能である」と自信を見せていた。しかし、現場の医療者からは、「十分な対策が取られているわけではない」と当惑の声が高まる中、米ＣＤＣは日本時間の10月14日未明、再度会見を行ない、「感染は1例であってもあるべきではなかった。対策を再考すべき必要がある」とコメントを修正。「今後、医療者の中から別の感染者が出ても不思議ではない」と発言した。

エイズ流行で強化された米国の感染防御態勢

エイズが一般化した１９８０年代以降、どの患者の血液にもウイルスや細菌が含まれているという前提に立って、医療者は必ず手袋とガウンを着用する「普遍的予防策（ユニバーサル・プリコーション）」が提唱されてきた。特にエイズの感染者が多かったアメリカの医療現場では、採血や手術はもちろんのこと、簡単な診察や体位変換などでも手袋とガウンが欠かせなかった。

その後、血液以外の体液に対しても注意を払い、特に感染経路が不明で感染力の高い病原体に接する場合には、マスク、ゴーグル、キャップ、フットカバーといった防護具で全身を覆う「標準的予防策（スタンダード・プリコーション）」が提唱されるようになった。

一方、日本の医療現場では、「手袋をしているとやりづらい」と、手袋なしで採血や注射をする医療者も多く、不慣れな研修医や看護師は、「うまくいかないなら手袋を脱いでやってみろ」と先輩医師に小突かれることもあるのが実情だった。

アメリカにおけるエボラ患者のケアも、もちろんこうした「標準的予防策」のプロトコールにのっとって対応されていた。着慣れない防護服の適切な着脱は、一般の人が思う以上に難しい。防護服の誤った着脱の過程で起きる医療関係者の感染も少なくない。世界最高水準の感染症対策と医療設備を誇るアメリカですら、医療者が感染した。新型コロナでは世界一の感染者を出し（2020年7月現在）、別の印象を持つ人もいるかもしれないが、アメリカで防げなかったものを他のどの国で防ぐことができるのかと、世界には緊張が走った。

アフリカとの飛行機の往来の少ない日本に、エボラがアフリカから侵入する可能性は低いとされてきた。しかし、アメリカで感染が拡大した場合には、アメリカ経由で日本に入ってくることが考えられた。アメリカにおける感染者発生の報告は、遠いと思っていたアフリカの出来事が、日本に大きくにじり寄ってきたことを実感させたのだった。

ＰＣＲ検査ができないし、してもらえなかったエボラ

前章でも述べたとおり、２０１４年当時、日本ではエボラ出血熱患者の退院を判断するためのＰＣＲ検査を実施できるＢＳＬ４が稼働していなかった。日本ではエボラ出血熱の感染「疑い」例が出た場合、その患者を入院させ検体を採取してＰＣＲ検査をすることはできるが、いったんエボラだと確定してしまうと検体を検査できるラボはなく、退院させられない、あるいはわざわざ海外に送った検体のＰＣＲ検査結果を待って退院させる、という手順を踏まなければならなかった。

こんなまどろっこしいエボラ出血熱の診断・治療体制の中、日本では「エボラ疑い患者」を全国の特定感染症指定医療機関と第一種感染症指定医療機関のたった92床で管理していくことになっていた。

エボラ出血熱の症状は、38・6度以上の発熱、激しい頭痛、筋肉痛、脱力感、下痢、嘔吐、

腹痛、原因不明の出血傾向とされている。発症初期にすべての症状が出揃うことはなく、初期症状だけではインフルエンザなどの他のウイルス性疾患とも区別がつかない。インフルエンザのシーズンに入ろうという日本において、そのベッド数はあまりにも心細いように思われた。

ＷＨＯ（世界保健機関）の発表によると、西アフリカでは、ギニア、リベリア、シエラレオネの３カ国を中心に、２０１４年10月８日時点で８４００名の患者（うち４６５６名が陽性確定例）が報告され、４０３３人が死亡していた。

しかし、感染者は出たがアメリカのような医療水準にはないナイジェリアとセネガルの２国では、なぜかエボラの感染は拡大しなかった。ナイジェリアでは20人のエボラ感染者が確認されて８人が亡くなったが、アウトブレイクは特定の地域に限定したまま収束。セネガルでは、エボラ患者が60人以上と接触していたが、結局、発症したのはそのうち１名だけで、命も取り留めた。

アメリカにおける最初の発症者の場合でも、発症後４日もの間、隔離されることがなかったが、この患者をケアしていた看護師以外の二次感染は報告されていなかった。

状況証拠からすれば、エボラウイルスは同じ飛行機に乗ったり、町ですれ違ったりする程度で簡単にうつることはなさそうだった。また、不幸中の幸いなことに、潜伏期間の感染力はないと見られた。

この時点で言えたことは、潜伏期にも感染力を持つ新型コロナやインフルエンザとは異なり、エボラ出血熱の場合、たとえ日本に入ってきたとしても一般人の間で感染が広がる可能性は低いということだった。先進国で感染者が出たのは、この時点ではアメリカとスペインの2カ国のみ。いずれの国においても、感染したのは医療者だけだった。日本においても当面、ハイリスクなのは医療者のみと考えられていた。

潜伏期に感染しないエボラ

一方で、エボラウイルスの潜伏期間は2日から21日と幅があり、その後も検疫をすり抜けた別の患者がアメリカ国内で報告される可能性は否定できなかった。

エボラ出血熱は、エボラウイルスに感染した人や動物の体液（血液、尿、唾液、汗、便、吐瀉物、母乳、精液などを含む）に直接接触することで感染する。先にも少し触れたが、アフリカでは、野生動物の食肉習慣やウイルス感染したコウモリとの接触、死者に抱きついて弔う風習などが、山間部や貧困地域での感染を特に拡大させているとも言われていた。そのため、エボラ出血熱が先進国の一般人の間でアウトブレイクを起こす可能性は低い、という見方があったものの、検疫や国内で「感染疑い例」をどのように拾い、管理していくのかについては大きな議論があった。

エボラ出血熱であれ別の原因であれ、アフリカを出国した時には無症状でも機内で発熱し、日本に到着する前に頭痛や嘔吐が始まる人はいくらでもいる。こういった患者の中に潜むエボラ出血熱患者と、類似症状を示すマラリアやデング熱などの熱帯感染症、ひいてはインフルエンザなどのありふれたウイルス感染症とを症状だけで鑑別することは不可能だ。アメリカではすでに、アフリカ帰りの旅行者や現場で働く医療者が次々と発熱や嘔吐を訴え、混乱をきたしていた。

西アフリカでの感染拡大が止まらず、アメリカ国内での感染拡大の行方も不透明な中、いつまで国際社会がエボラを警戒する必要があるのかは予測不能だった。

アフリカから、場合によってはアメリカから帰国した発熱患者をすべて「エボラ疑い」として隔離し、管理し続けていくことは、日本のインフラでは簡単なことではなかった。後に、新型コロナでも全く同じ問題が生じることになるが、いつから検疫強化が必要と判断し、どうなれば必要がないと判断するのか。医療現場では、発熱で来院した患者に適切な防護態勢をもって対応し、感染拡大を防ぐことができるのかに不安がつのった。

先述したとおり、アメリカと日本とではエボラウイルスが持ち込まれた場合の事情が異なっていた。エボラウイルスを取り扱えるのは、ＢＳＬ４ラボと呼ばれる、排気や廃液の特殊設備を持つ実験研究施設のみだ。ＢＳＬ４のバイオセーフティレベルを持つ施設は、２０１４年当時、世界でも41カ所、アメリカですら４カ所しかなかった。

当時、中国にも韓国にもなかったＢＳＬ４が日本にもあったが、周辺住民の反対にあってＢＳＬ４としては稼働しておらず、中韓に水をあけられることになっていた経緯については述べたとおりだ。限られたエボラ対応ベッドを有効活用するには、ＢＳＬ４として国立感染症研究所（感染研）の村山庁舎のラボを稼働させる必要があった。

ＣＤＣとＷＨＯの微妙な関係

アメリカ政府はそれまでも、ウイルスや細菌などの病原体は国民の健康を脅かす上、バイオテロの手段や生物兵器となって安全をも脅かしうるという前提で、軍事と感染症対策を結びつけてきた。当然、２０１４年のエボラ出血熱アウトブレイクにおいても、これをいち早く国防・外交上の重大な問題として捉え、積極的な行動に出た。

９月16日、オバマ大統領は、エボラ出血熱の最流行地域であるリベリアに、３０００人の軍隊を派遣することを発表して国際的なプレゼンスを示した。リベリア各地に仮設診療所や医療スタッフの訓練センターを設置し、物資の輸送業務、民間組織との調整などを行なうとした。

医療・保健分野における国際的な最高権威であるＷＨＯは、この時、あまり目立った印象がなかった。

ＷＨＯは、キャパシティの低い国でアウトブレイクが起きた際、各国政府の要望に応じて検査キットの供給やスタッフの訓練などのサポートやアドバイスをしたり、パンデミック（世界的大流行）が懸念される際に国際社会における調整などを行なう国連専門機関である。

しかし、各国からキャパシティの低い国への直接の支援が十分にある場合、あるいは、アメリカのような他からの援助を必要としない先進国でアウトブレイクが起きた場合には、ＷＨＯのプレゼンスは自ずと下がる。

ＷＨＯと一国の保健機関に過ぎない米ＣＤＣとは、以前から一種のライバル関係にあった。国際社会からすれば、ＷＨＯの出番がないままアウトブレイクが終息するに越したことはないが、ＷＨＯにとってみれば、一国の保健機関に国際機関以上の代役を務められては、沽券に関わるというところもあった。一方、新型コロナパンデミックにおけるＷＨＯは「武漢肺炎は、ＷＨＯにお知らせするまでもない中国国内の問題」「わが国には支援など必要ない」と開き直る中国に情報共有を促すことができず、沽券というよりは信頼に関わる問題となった。

ＷＨＯスタッフの任地は通常、各国の首都止まりだ。本当の意味での「フィールド＝僻地」に行くのは、ＷＨＯが要請した各国の専門家に限られている。専門家が「フィールドに行く」という場合でも、ＷＨＯの任務の場合、政府に助言して国際的な対策を協議するための数日間の視察にとどまることが多く、ロジスティックスや医療行為など現場の仕事に継続的に従事することはない。軍隊や軍病院との連動も可能な米ＣＤＣに対し、ＷＨＯはいっさいの実働部隊を持たない役所的な組織だ。

そもそも、ＷＨＯのスタッフやＷＨＯが協力を要請する専門家には、資金力も政治力もある米ＣＤＣの出身者が多かった。「だったら米ＣＤＣを最初から頼りにする方がいい」という発展途上国も多かったが、迅速で寛大な国際協力と引き換えに、必ずと言っていいほど政治的な駆け引きがついてくるのが「米ＣＤＣ流」だった。

日本の「国際アピール」の既視感

オバマ大統領が国際協力を表明した10日後の９月26日、安倍総理大臣は国連で一般討論演説を行ない、エボラ出血熱対策として、国連などに総額４０００万ドル（日本円で約44億円）の追加支援を表明した。

演説の中で安倍首相は、防護具約50万着のほか、エボラの治療に効果が見込める富山化学工業（２００８年より富士フイルムホールディングスの傘下入り）の「アビガン（一般名：ファビピラビル）」を提供する準備があるとし、「日本からはすでに経験の豊富な専門家をＷＨＯの一員として派遣した。今後もエボラ出血熱との闘いに日本政府は能う限りの力を尽くす」との決意を語った。

新型コロナでも日本は、ＷＨＯの呼びかけに応じて真っ先に１０００万ドル（約10億円）を拠出した後に４６００万ドル(49億円)を追加拠出。さらには「アビガン」による国際貢献をアピールしたが、この一連の姿勢に既視感を持った人がいたとすれば、それは間違いではない。金と物の支援はさておき、当時、気になったのは、日本に期待された人的貢献だった。

アメリカに追随するような形で支援を表明した日本ではあるが、世界でエボラウイルスに感染した医療者の数は、10月12日付で報告されたテキサス州の看護師のケースを加えると、合計418人。うち234人がすでに死亡していた。

派遣した専門家が発病した場合は、パニックを起こさないで安全に日本に輸送し、稼働しているBSL4のない国内で治療を受けさせることができるのかといった課題も残っていた。

アメリカでも医療者の院内感染が生じ、封じ込めがおぼつかない状況の中、日本が本当に「ウイルスを持ち込むリスク」を負ってまで専門家を派遣する必要があるのか、改めて政治判断が問われるところであった。

先進国でも広がるかもという不安

10月に入ると、欧米諸国におけるエボラ出血熱の二次感染、三次感染の情報が、錯綜しはじめた。先進国でもエボラがアウトブレイクに至るのか、世界が固唾を呑んで見守るなか、アメリカで２例目の国内感染例が確認された。スペインとフランスでも、リベリア帰りの神父や慈善運動家が発症を疑われ、彼らの接触者も検査、観察の下にあるという報道が流れた。

悪いニュースは、先進国での感染者の報告が増えていたこと。良いニュースは、先進国で感染し、発症した患者の確定診断例が、医療関係者に限定されていたことだった（10月18日時点）。

世界の保健当局は、エボラ出血熱は、潜伏期の患者に感染力はないと主張していた。また、感染は患者の体液が目、鼻、口、性器などに触れることがなければ起きないため、一般人が患者と同じ店や飛行機に居合わせたり、町ですれ違ったりすることはリスクではないとした。発症初期の、発熱しか症状のない段階での感染力は、ゼロではないが低いとの見方も強かった。

米ＣＮＮの報道によると、アメリカ国内感染２例目は今度もまた看護師で、エボラ感染が確認された前日（10月13日）に航空機に乗っていた。搭乗の際、微熱があると申告したが、熱が高くないことを理由に搭乗は制止されなかった。その後、16日になって米ＣＤＣは、「10日に発症していた可能性も否定できない」と情報を修正。看護師の接触者の調査対象を拡大することになった。

結果的には正しかったオバマ氏の渡航禁止不要

「事態が収束する前に、さらなる感染者の隔離がアメリカで行なわれるのを見るだろう。しかし、我々は西アフリカと距離を置くことはできない。渡航禁止令は事態を悪化させるだけである」

オバマ大統領は10月17日の土曜日定例演説で、リベリア、シエラレオネ、ギニアとの往来を禁止すべきとの議会筋からの要求を退け、渡航禁止令を出す意向はないことを明らかにした。

オバマ氏はつい数日前、エボラとの戦いに３０００人規模の軍隊を派遣するとして、アメリカの世界におけるリーダーシップを示したばかりだった。渡航を禁止しない当時の状態でも、感染者は医療者２人を含むたったの３人。検疫は完璧ではないかもしれないが、エボラウイルスの感染力は高くはないという判断に基づき、水際作戦が中心の対策から、国内での早期発見による封じ込めを目指す形に切り替えたのだった。

オバマ氏の決断からはいくつかの事情がうかがえた。

一つには、エボラに対する恐怖感が高まる一方、エボラは早期に診断して治療を開始すれば、高率に回復する病気である事実が見えてきたことだ。

アメリカで最初に診断された患者となったリベリア人男性は、初診で別のウイルス性疾患と誤診され、治療開始も遅く、死亡した。しかし、二次感染した２名の看護師は、いずれも発熱した段階で早々に治療を開始され、その後も安定した状態を保った。スペインからも10月20日、二次感染した看護師が回復したとの報告があがってきた。

アメリカ一国がアフリカとの渡航禁止を決めたところで、西アフリカでのアウトブレイクが収まらないことには水際防御は100％とはならない。他の国を経由し、潜伏感染の患者が巡り巡ってアメリカに入り込む可能性をゼロにはできないからだ。

西アフリカを置き去りにして嵐が去るのを待つよりも、米軍３０００人という大規模支援を積極的に送りこんでリスクの火の元を断つ。感染者を早期に発見して治療し、「罹っても回復する」という実績を積み上げることで、少しずつ医療者の不安を緩和する。その間、トレーニングも進み、医療者の方も患者の扱いにも慣れてくる状況を作る目算だったのだろう。

10月19日には日本も、ドイツにある米アフリカ軍の司令部に自衛隊員を連絡要員として派遣することを検討しており、早ければその週のうちにも派遣して感染状況などの情報収集を進めるとの報道があった。

緊急認可されたエボラ検査キットは米軍用

そんな中、10月25日、米ユタ州のソルトレイクシティに本社を置く、バイオファイア・ディフェンス社の検査パネル「バイオスレット‐Ｅ（Biothreat-E）」が、米国食品医薬品局（ＦＤＡ）から、エボラウイルスの臨床診断用キットとしての緊急認可を受けた。

同社が10月18日に緊急認可を申請してから、わずか１週間後の出来事だった。アメリカ政府の対応は速かった。

バイオファイア社は１９９０年、ユタ大学のＰＣＲ検査技術をライセンス化してスピンオフした企業で、アメリカ保健福祉省からの資金援助を受け、環境中のバイオハザード検出機器を開発してきた。

２００３年には、米軍より「共同生物因子同定診断システム（ＪＢＡＩＳ）」の開発契約権を獲得。より精密で広範なバイオハザード検出機器の開発を約束した。２０１１年に承認された「レイザーＥＸ」は、ラボレベルの精度で炭疽菌やボツリヌス菌など10種類の生物学的脅威（バイオスレット）を検索できる、手持ちサイズの画期的なマシンで、なんとバッテリーでの稼働も可能。バイオファイア社は２０１４年当時で、国防省との間に、８年間２４００万ドルの契約を持っていた。

大学から民間へと出ていった技術に、国が資金提供してバイオディフェンス関連産業を育てるアメリカ。検査キットや医薬品の開発資金の支援のほか、開発に欠かせない各種病原体の入手や、それらを扱うための安全基準を満たしたラボなども国が準備して業界の規模を拡大させてきた。

アメリカでは２０１４年時点で、すでに10年以上もの間、産官学が一丸となって感染症・バイオテロ対策に取り組んでおり、「バイオスレット‐Ｅ」は、その過程で生まれた軍用機器が医療用に緊急認可された形になる。アメリカにおける感染症はまさに軍事の問題であり、医療の問題であることがうかがえる。

バイオファイア社以外にも、少なくとも5社が緊急認可の申請を行なったというが、同社のキットだけが取り急ぎ承認された。民間の検査キットの緊急認可は初めてだった。バイオファイア社のカーク・ライリーＣＥＯは、「国防省やＦＤＡ、その他政府機関との長年の協力の賜物」とコメントした。

国がかりで育成してきたバイオディフェンス産業

それまで、エボラ感染かどうかを判断するＰＣＲ検査は、結果が出るまでに半日から１日がかかっていた。しかし、検査パネル「バイオスレット-Ｅ」をトースターサイズで総重量９キロというバイオファイア社の検査機器「フィルムアレイ」にセットすれば、作業者の感染のリスクを減らしつつ、たった１時間でエボラかどうかの判断がつくようになった。

通常であれば手動で行なう煩雑な作業をすべて自動化・閉鎖化したからで、パネルと検体をセットするための作業時間は約２分。緊急認可されたパネルで、エボラ、炭疽菌、マールブルグなど計16種類の危険な病原体の存在を一度に調べることができるようになった。

バイオファイア社の検査機器「フィルムアレイ」は、その時点ですでに全米で３００の病院が、ニューヨークとニュージャージーだけでも１１６の病院が所有していた。すなわち、検査パネルの「バイオスレット‐Ｅ」が各病院に行き届くだけで、アメリカでは一気に「エボラ検出網」が広がることを意味した。緊急認可前ではあったが、２０１４年９月にアメリカで最初のエボラ患者となった、あのリベリア人男性が訪れたテキサス州ダラスのテキサス・ヘルス・プレスビテリアン病院にもこの機器はあったという。

バイオファイア社によれば、パネルの在庫は８００個ほど。それまで、ＦＤＡが開発中の製品を緊急認可した前例はあまりなかった。

しかし２０１３年にできた「ＰＡＨＰＲＡ（パンデミックおよび全危機への準備再認可法）」では、「危機に際しては、単純な危機対応をするのではなく〝積極的に備える〟」と定めた。その中には、「備えに必要な開発中の製品の審査基準を緩めること」も盛り込まれていた。

「バイオスレット‐Ｅ」の緊急認可も同法を受けての措置であり、当時流行中だったエボラ・ザイール株に限り、アウトブレイク終息の宣言が出るまでの期間の使用認可とされた。

こうして、ウイルスサンプル数不足のため臨床診断での使用は未認可だった同キットは、その後、いきなり実用の場で精度検証を重ねていくこととなったのだ。

２０１５年10月にイギリス人の研究者グループによって発表された論文によれば、シエラレオネで使用された「バイオスレット‐Ｅ」の精度は、エボラ出血熱検出感度は84％、特異度は89％。イギリスでの感度は75％、特異度は100％であり、「ＰＣＲ検査をルーティンで行なうキャパシティのない国にとって非常に魅力的なキットである」と評価している。

新型コロナがパンデミックを起こした２０２０年の３月23日、バイオファイア社は、今度は新型コロナウイルスを検出する「ＣＯＶＩＤ‐19テスト」の緊急承認を受けた。この緊急承認も、２０１３年に「パンデミックインフルエンザ等感染症による脅威を含む、ＣＢＲＮ（化学、生物、放射性物質、核）に関わる公衆衛生上、軍事上の危機に対する国家の備えを強化する」目的で制定され、その後修正条項を加えながら整備されてきたＰＡＨＰＲＡに基づくものだった。

続いて５月４日、ＦＤＡは新型コロナウイルスを含む22種類の呼吸器感染症ウイルスを検出できる検査パネル「レスピラトリー２・１（Respiratory 2.1）」も緊急承認した。

呼吸器感染症の多くは咳や熱など症状が似ており、症状だけで原因を区別することはできない。日本であれば、まずはインフルエンザ、次にコロナといった風に１つ１つ当たりをつけて検査し、診断を下していかなければならないが、「22のターゲットを１つの検査で」と謳われたこのパネルを例の「フィルムアレイ」にセットして使用すれば、一気に原因となる病原体を特定できるというわけだ。

　バイオディフェンス関連製品の企業ディレクトリー「Military Systems and Technology」には、２０２０年現在、世界各国に拠点を持つ４００を超えるバイオディフェンス関連の会社が軒をつらねる。そのほぼ全てがアメリカ、イギリスを中心とする欧米企業である。

日本のエボラ疑い第1号患者

たかだか5、6年前の出来事だというのに、人間の記憶というのはいい加減なものだ。日本で初めてのエボラ疑いのケースが、どのようなものだったか覚えている人はどのくらいいるだろうか。あれだけエボラに関する情報にアンテナを張りめぐらせ、固唾を飲みながら毎日記事を書いていた筆者も、それを忘れてしまった日本人のひとりだ。

　筆者にとってのエボラ出血熱は、本格的にメディアへの執筆を始め、記事の一つを『読売新聞』の「回顧論壇２０１４年」３選のうちの１選として政治学者の遠藤乾《けん》さんに選んでいただいた思い出深い仕事である。

わが国におけるエボラ疑いの最初のケースは、リベリアに滞在し、羽田空港で発熱が確認されたという男性だった。

２０１４年10月27日午後４時ごろ、羽田空港の検疫で、リベリア帰りのジャーナリスト（45歳）に37・8度の発熱が認められ、エボラ出血熱感染の疑いで隔離されたとの報道があった。当初、ジャーナリストは日本人とも外国人とも言われ、情報が錯綜していた。

エボラ出血熱の初期症状は発熱だけ。数日後、下痢や嘔吐といった症状が出る頃に、急激に感染力が高まる。当初の発表によれば、症状は熱だけなので、仮に感染していたとしても飛行機の同乗者が感染を心配する必要はまずなかった。空港に居合わせた人ももちろん心配無用だった。

その後、国立感染症研究所（感染研）に検体が送られ、検査が進められた。ここで行なうＰＣＲ検査で陽性が出ればエボラとの確定診断がつく。

一方、エボラ出血熱は、発症（通常は発熱）から72時間以内は血液中のウイルス量が少なく、感染していても陰性と出る「偽陰性」があることも知られている。流行地では、発症初期にくり返しＰＣＲ検査を受けられた患者の数は十分ではなく、正確な偽陰性率は分かっていなかったが、最初の検査で陰性であっても72時間は隔離し、経過を見ながら検査をくり返す必要があった。

ＢＳＬ３で扱えるのになぜＢＳＬ４まで運んだのか

塩崎厚労相（当時）は２０１４年10月28日、閣議後の記者会見で、発熱男性への一連の対応を「準備の段取りどおり」と評価した。男性を国立国際医療研究センター（国際医療センター）に搬送し、血液検体を国立感染症研究所（感染研）村山庁舎に送り、陰性の判定がでるまでには約14時間が経過していた。ＰＣＲ検査そのものに約７時間がかかることを考えれば、まずまずの結果だろう。

ＰＣＲ検査で男性は陰性が確定し、３日間の隔離後、無事退院した。

このエボラ上陸の「予行演習」から見えてきたのは、日本の感染症危機対策の甘さだった。

それは先述したとおり、日本ではＢＳＬ４が稼働していないために、エボラと分かれば入院できるものの「退院できない」という衝撃の事実に象徴されていた。

厚労省によれば、「エボラ疑い」の患者から採取された血液検体に不活化処理を施すＰＣＲ検査は、安全基準の落ちるレベル３の施設でも実施することができる。しかし、エボラと確定して以降、エボラウイルスの含まれた血液などの検体は、ＢＳＬ４ラボでしか取り扱えない。「疑い」と「確定」では、まったく扱いが違うのだ。

では「エボラ疑い」発熱男性の検体は、なぜ複数のＢＳＬ３ラボを持つ感染研本部（戸山庁舎）ではなく、遠くＢＳＬ４ラボのある村山庁舎まで運ばれたのだろうか。戸山庁舎は、患者が入院した国際医療センターから早稲田側に坂を下ってすぐのところにある。戸山の感染研本部でやる方が時間も節約できるし、検体の輸送に関わるリスクも軽減できたはずだった。

これには理由があった。感染症法によれば、「エボラ疑い」としてＢＳＬ３ラボで検査された検体であっても、「エボラ確定」となれば、確定から2日以内に廃棄するか、ＢＳＬ４ラボに運ばなければならないとされている。しかも、エボラ出血熱と同定されたウイルスを施設外に運ぶとなれば、どの信号を何時何分に通過する予定であるといった、詳細な内容も記した分厚い書類を事前に警察に届け出なければならない。この手続きを2日でやるのは事実上不可能であろう。となると、採取したエボラウイルスは廃棄しなければならないことになる。

エボラ出血熱等のウイルス検体は、ワクチンなどの開発につながる貴重な知的財産である。今回の検査が、感染研村山庁舎内のＢＳＬ４のすぐそばにあるＢＳＬ３で行なわれたのは、もし患者が本当にエボラだった場合、検体を廃棄するという選択肢をとりたくはなかったからに違いない。陽性患者が出れば、塩崎厚生労働大臣は急遽、村山庁舎のレベル４ラボを正式稼働させ、患者の状態を評価するための追加検査を許可するつもりだったのではないだろうか。

日本で使用されるエボラウイルスのプライマーを開発した、感染研の森川茂・獣医科学部長（現・岡山理科大学獣医学部教授）も当時、「分離されたエボラウイルスを廃棄するなどすれば国際社会の非難を浴び、笑い者になる」と警鐘を鳴らし、ＢＳＬ４稼働の重要性を指摘していた。

国際的ウイルス共有ネットワークから仲間外れのニッポン

検体を廃棄することでもう一つ問題になるのは、いま触れた「プライマー」と呼ばれる、ウイルスの遺伝子情報に基づいて作ったPCR検査キットの本体部分のアップデートだ。エボラは遺伝子変異を起こす可能性があるため、患者が出れば必ずウイルスの遺伝子情報を解析し、必要に応じてプライマーを書き換えていく必要がある。

２０１４年時点で日本にあったエボラのプライマーは、米ＣＤＣの協力で開発され、２０００年と２００８年に、実際にエボラウイルスを検出できるかどうかを調べるテスト（精度検証）をパスしたものだった。しかし、２００８年以降に流行したエボラウイルスについての精度検証は、一度もされていなかった。２０１４年に流行していたエボラ出血熱ザイール株を含め、日本が保有していたプライマーで本当にエボラを検出できるのかは不透明だったのだ。

エボラ出血熱のような人類の脅威となるウイルス検体の共有は、重要な国際的課題である。プライマーの精度検証に必要なのはもちろんのこと、治療薬やワクチンの開発などにも不可欠だ。そして、このような国際的ネットワークへの参加には、ＢＳＬ４を持つことが求められる。

２００１年の９・11米国同時多発テロ事件や炭疽菌事件を受けた先進各国は、国際保健上の危機管理とテロリズム対応について連携を取るために、保健相レベルの会合「Global

Health Security Initiative（ＧＨＳＩ、世界健康安全保障イニシアティブ）」を発足させていた。構成はＧ７＋ＥＵ＋メキシコで、ロシアや中国が含まれていなかったことは興味深い。ＧＨＳＩには実務レベル（局長クラス）の「Global Health Security Action Group（ＧＨＳＡＧ、〝ジーサグ〟）」と呼ばれる作業チームがあるが、ＢＳＬ４を持たないメキシコを除いては、参加国の中で日本だけがこのウイルス共有ネットワークから外れていた。

一方、２０１４年当時、ＢＳＬ４について一緒に取材をしてきた報道関係者によれば、地元の反応も変わってきていたようだった。当時、武蔵村山市の担当者は、「エボラが問題となって以降、市内からはＢＳＬ４を稼働させないでほしいという要望が、市外からは稼働させてほしいという要望が、それぞれ数件ずつあったに過ぎなかった。そもそも、この件が市議会で議題に上がることも、ここ数年はなかった」と困惑気味だったという。また周辺住民にも、ＢＳＬ４の存在自体を知らない人や無関心な人が多かったという話だった。

それまでＢＳＬ４の近隣住民が危惧してきたのは、日本にない危険な病原体がわざわざ研究目的で持ち込まれ、施設外に漏れることだった。しかし、この「予行演習」の経験を通じ、住民たちにとっての危険な感染症に対する認識も、ＢＳＬ４によって持ち込まれるものから、人間の都合とはお構いなく勝手に上陸してくるものへと少し変わったのかもしれない。そしてまた、ＢＳＬ４に期待される役割も、「研究」から「国民を守ること」へと大きく変わったのだろう。

軍を送り、ウイルスを奪い合った列強

感染症が、限定した地域で流行するのではなく、先進国を含めてグローバルに流行することを「パンデミック（世界的大流行）」と呼ぶ。２０１４年当時、歴史上パンデミックを起こした記録のあるウイルスは、インフルエンザだけだった。１９１８年のスペイン風邪では５０００万人の死者が出たというが、直近の２００９年の新型インフルエンザでは、予測されたよりも致死性が低く、有効な治療薬もありワクチンもすぐにできたことから、58万５０００人の死者を出すにとどまった。新型コロナの死者が58万５０００人を超えたのは７月14日（58万５４６１人）、この本を書いている最中のことだった。

エボラ出血熱の致死性は高く、アフリカを中心に多くの死者を出した。しかし、体液に直接触れることでしか感染しないというウイルスの性質のおかげで防御態勢がとりやすく、収

束した。また２０１９年にはワクチンも開発されたことから、いまでは流行することがあっても比較的コントロールしやすい感染症の一つとなっている。

　しかし、エボラは遺伝子変異を起こしやすいＲＮＡウイルスの１つである。何らかのきっかけを得て、本当の意味でのパンデミックを起こす可能性を完全には否定できなかった。これは世界が後に新型コロナで実際に経験することになったが、パンデミックを起こせば、最悪の場合、医療制度が崩壊するだけではなく、社会全体が機能を失う。そうなれば、もはや医療の問題ではなく、地震や原発事故、戦争のような治安の問題となってくることが考えられていた。

　そのため世界は、エボラを含む新興感染症の流行を、単なる保健当局マターではなく、国防庁や防衛省をはじめとする各省庁が連携すべき「国防の問題」として準備してきた。

　だから２０１４年、オバマ氏のアメリカを先頭に、各国はエボラ収束に向け、西アフリカへの積極的支援を開始したのだった。

　先に述べたとおり、この動きには、火の元を断つために国際社会が連携するという意味もあった。しかし、この時の動きを改めて見てみると、興味深いことがわかる。

1つには、各国が軍を伴う支援を展開していたこと、もう1つは支援の過程で、各国が必死になってエボラ出血熱のウイルス検体を集めようとしていたことだ。

プライマー、新薬、ワクチンなど、エボラに有効な対処法を開発するためには、ウイルスそのものの入手が必須だ。米ＣＤＣは過去のエボラ出血熱アウトブレイクにおいても、多くの検体を採取し、軍用ヘリで自国へ持ち帰っていたという。しかし、解析されたウイルスについての詳細は機密で公開されたことがなかった。

２０１４年11月時点の西アフリカには、アメリカからは米ＣＤＣ単独、米ＣＤＣと米国立衛生研究所（ＮＩＨ）の合同チーム、米軍の研究所の３つの形で、欧州からはカナダ、フランス、イギリス、ドイツなどの共同チームが、アフリカからは南アフリカ、ナイジェリア、ダカールのパスツール研究所などが設立した計13カ所のラボが稼働し、ＰＣＲ検査を実施していた。検体処理能力は、１日に平均して50～１００検体だった。

海外からの「支援」が入ったアフリカは軒並み、列強による植民地再分割のような様相を呈するようになった。アメリカで解放された黒人奴隷が建国したリベリアにはアメリカが、イギリス連邦に加盟するシエラレオネにはイギリスの軍隊と研究グループが、ギニアには旧宗主国のフランスが陣取ってウイルスを集め、ワクチンや治療薬の治験を行なったことは言うまでもない。

２０１４年11月３日付の「サイエンスインサイダー」のニュース速報によれば、中国もシエラレオネ、リベリア、ギニアの西アフリカ３カ国に２００人の医療者とアドバイザーを派遣。中国ＣＤＣの高福《こうふく》・副センター長（当時）は、シエラレオネにモバイルラボを設置し「一日に40から60の採血（検体採取）を実施している」と電話で答えたという。

シエラレオネには、すでに北京第３０２軍病院から、２００３年のＳＡＲＳ時に活躍した30人の医療者が派遣されて検疫の隔離センターを運営していた。同報道によれば、数週間のうちに、中国人民解放軍からさらに４８０人の医療者が派遣される予定とされていた。

ＷＨＯのテドロス事務局長が、この２０１４年の西アフリカでのエボラ出血熱流行時に「外務大臣」として執務し、新興・再興感染症を国防の問題として扱うことを強調した人物であること、またエボラの収束した同２０１４年の11月、中国はアジア太平洋経済協力会議（ＡＰＥＣ）首脳会議を北京で開催し、新経済構想「一帯一路」を提案したことについては述べたとおりである。「一帯」とは中国からヨーロッパにつながる陸路の経済シルクロード、「一路」とは、中国沿岸部からアフリカ東岸までを結ぶ海路の経済シルクロードであり、インフラ整備、貿易促進、資金の往来を促進するとする計画であった。

満点なのに不安が残った本邦2例目のエボラ疑い対応

マスク姿の60代男性患者が東京都町田市にある病院を訪れたのは、２０１４年11月７日午前中のことだった。39度の発熱に扁桃腺の腫れ、咳の症状もあったため、「扁桃炎」、要するに「喉の風邪でしょう」との診断を受けた。日本中の内科外来で見かける、ありふれた風景だ。

ところが、その後、この病院に検疫所と保健所から電話が入った。男性は約１カ月間のリベリア滞在の後、10月26日にリベリアを出国、11月４日に帰国したばかりであるという。日本で２番目となるエボラ疑い例だった。

病院は急きょ休診となり、次亜塩素酸ナトリウムとエタノールで院内を消毒した。男性にエボラ患者との接触歴はなく、インフルエンザは陰性。男性患者が訪れたときの院内には、医師、看護師１人、医療事務１人、患者を含めた14、15人がいたが、他の患者のリストアップも済ませ、厚労省の指示を待った。

7日夕方ごろのメディア取材に対し、病院の医師は、「厚労省の指示どおりにやっています」と回答。塩崎恭久厚生労働大臣（当時）も夜の記者会見で、10月28日に発表した「帰国後3週間は、体温を一日に2回チェックし、異常があれば保健所や検疫所に伝えること」という呼びかけが効を奏し、疑い患者が予定どおり発熱と体調不良を自己申告したことを高く評価した。

「こういうニュースを聞いて本当に怖いと思っているのは、エボラ患者を最初に診る可能性のある内科医ではなく、外科医や看護師じゃないですか」

都内にある有名総合病院に勤める医師はこう語った。

「発熱があり、原因不明の出血がある患者さんは、エボラ以外にもいます。僕もそういう人の処置をすることがある。でも、その人にアフリカ渡航歴があるかを聞くことなんてありません。通常の手術衣と手袋だけで、知らずに手術や処置をしてしまうかもしれないと思うと……」と続けた。

エボラの場合、最初に患者に接する確率は高いが、体液に触れる機会の少ない内科医はまだよかった。患者からの渡航歴の自己申告がないことで最初にリスクを負うのは、血液に触れる手術や手技のある外科医や、採血などの作業を行なう看護師だった。

新型コロナ・パンデミックにおいても当初は、「新型コロナ疑い」とする症状の基準、すなわちＰＣＲ検査の実施基準が「４日間の発熱」のみであり、「発熱患者などいくらでもいる」と問題になったことは記憶に新しいだろう。後に新型コロナには、エボラとは違って、熱のない感染者や無症状の感染者も多く、さらには熱などの症状がない人でも感染力を持つことが分かったが、日本でも流行初期にはいくつもの院内感染を起こして、医療現場は一時、パニック状態に陥った。


60代男性に続き、11月７日夕方には、発熱した20代のギニア人女性が、エボラ疑いのため関西国際空港で隔離された。発熱以外の症状は明らかにされなかったが、マラリアの迅速検査で陽性と判明。60代の日本人男性も７日夜には迅速検査で溶連菌感染が判明。二人ともエボラ陰性が出て、とりあえず一安心となった。

溶連菌やマラリアのように、感度が比較的高い迅速検査のある疾患はまだいい。しかし、発熱には原因不明のものも多く、人は迅速検査の存在しない無数のウイルス感染でも発熱する。それがいわゆる、はっきりした診断名のつかない「風邪」だ。アフリカからの長旅の後、単なる疲労から発熱する人もいる。これらさまざまな原因による発熱と併発する可能性もあることを考えれば、他の検査で陽性となっても、エボラの検査は必ず実施する必要があった。

これも新型コロナでも問題になったことだが、中でも深刻とされたのは、日本がその後に迎えることになるインフルエンザシーズンだった。防護具、陰圧室などの医療資源は有限である。医療機関は発熱患者に対し、症状からは区別がつかないエボラとインフルエンザの、どちらを前提として備えたらよいのかという問題だった。

新型コロナと同様、エボラが何をきっかけに、どう流行していくのかの予想は全くつかなかった。ＳＡＲＳ（重症急性呼吸器症候群）の時は、アジアとの往来が多く、都市化の進んだアメリカでの流行が懸念されたが、結局、国内での感染が拡大したのは隣国のカナダだった。アジアでのエボラの流行も、アフリカと行き来の多い中国で始まるのではないかと言われたが、そうはならなかった。

幸い、エボラの流行は、日本がインフルエンザシーズンを迎える２０１４年の冬までに収束した。そして、その後、中国がアフリカとの関係を深めたことも、エボラ出血熱用のワクチンが開発されたことも、日本ではまったく気に留められることはなかった。

このように、これまでのパンデミックは、始まるときは大々的でも、いつの間にか終わっているものだった。新型インフルエンザ（２００９年）、エボラ出血熱（２０１４年）と、この10年で似たように知らない間に終わった２つのアウトブレイクを経験し、ＷＨＯはそのどちらにも比較的すんなりとパンデミックを宣言してきた。

それなのにＷＨＯは新型コロナでは、２度もＰＨＥＩＣ（国際的に懸念される公衆衛生上の緊急事態）の宣言を見送った。その後も、パンデミック宣言を出すことを渋り続けた。なぜＷＨＯは、新型コロナではあんなにもパンデミック宣言の発表を躊躇していたのだろうか。今こうしてエボラ出血熱流行を振り返りながら、色々な疑問がどこかで輪のようにつながってくるような気持ちになるのは、きっと筆者だけでないだろう。

第6章　数奇なる運命、アビガンの素顔

初めはただ一人で鳴らしていた過度な期待への警鐘

新型コロナウイルス感染症拡大で注目を集めた、富士フイルムの経口薬「アビガン」。アビガンの歴史は、２００９年の新型インフルエンザ、２０１４年のエボラ出血熱、そして２０２０年の新型コロナと、パンデミックの現代史と共にあると言っても過言ではない。

筆者は西アフリカでエボラ出血熱がアウトブレイクした２０１４年からアビガンの動きを追い、富士フイルムの関係者やアビガンを扱う研究者にも取材を行なってきた。

そういった長い付き合いもあり、２０２０年になってアビガンが新型コロナの治療薬候補として名乗りを上げた時には、色々な意味で「またか」という思いは隠せなかったし、アビガンの提供を前のめりに進める日本政府とアビガンに過大な期待を寄せる国民の熱狂に、他の医師たちが警鐘を鳴らすようになる少なくとも1カ月以上前から、孤独に警鐘を鳴らしてきた。

今となっては、まるで医学界が最初からアビガンの承認を急ぐことに否定的だったような認識でいる人もいるかもしれないが、アビガンの早期承認を訴えていたのはむしろ国民ではなく医学界だったことは、記録にとどめておく必要があるだろう。

感染症をめぐる国防の問題（バイオディフェンス）について考える本書は、このアビガンの知られざる来歴と数奇なる運命について書くことで締めくくりたいと思う。

富山県にたどり着いた、驚くべきアメリカの探査能力

「サンプルを提供して欲しい」

富山県中《なか》新《にい》川《かわ》郡にある、富山化学工業の研究部宛てに１通のメールが届いたのは、２００３年秋のこと。

差出人は、なんと米国立アレルギー・感染症研究所（ＮＩＡＩＤ）だった。

ＮＩＡＩＤが欲しいと言ってきたのは、後に日本でパンデミック・インフルエンザ治療薬となる「アビガン」の原薬化合物「Ｔ‐７０５」だった。

アビガンは、２０１４年にエボラ出血熱が西アフリカで流行拡大し、９月に国境なき医師

団（ＭＳＦ）の看護師がエボラ出血熱に感染した際、他の治療薬と共に緊急使用されて回復したことで注目された。

フランス政府は、ギニアにあるＭＳＦの医療センターを拠点として、２０１４年12月中旬からエボラ出血熱患者への試験投与を開始した。しかし、アビガンの持つ数奇なストーリーのはじまりは、その約15年前、２０００年までさかのぼる。

富山化学工業（２００８年に富士フイルムホールディングスの傘下入り）がＴ‐７０５のインフルエンザウイルスに対する有効性についての発表を初めて行なったのは、２０００年、呼吸器ウイルス感染症国際シンポジウムでのことだった。

しかし、アビガンには、動物実験の段階から、催奇形性《さいきけいせい》（妊婦に投与すると胎児に異常が現れること）が「重要な特定されたリスク」、すなわち「起きることが分かっているリスク」として確認されていた。

動物で起きることがヒトで起きないという証明はできないと判断していた富山化学も、抗インフルエンザ薬としてＴ‐７０５を開発することをペンディングしていた。

米国立アレルギー・感染症研究所（ＮＩＡＩＤ）にＴ‐７０５のサンプルを提供してから

3年後の２００６年。今度はＮＩＡＩＤの委託を受け、「各種病原性ウイルスについての有効性試験」を続けていたユタ州立大学から、「アビガンは鳥インフルエンザＡ（Ｈ５Ｎ１）に効果がある唯一の薬剤だった」との連絡を受けた。

　鳥インフルエンザがアジアを中心にヒトの間でも感染例を出し始めたその頃、アメリカ政府は、インフルエンザの変異株やその他の新型ウイルスによるパンデミックやバイオテロを想定した医薬品探しを本格化し始めていた。検討した化合物の数は、少なくとも数千、おそらくは数万にのぼる。

　この間、日本の厚生労働省からは富山化学に、何の要請も問い合わせも来なかったという。翌２００７年、富山化学は、アビガンの臨床試験（治験）を日米同時に行なうと発表した。日本で1年で終わった臨床試験は、アメリカでは3年もの年月を要した。

　日本におけるアビガンは、２０１１年3月の申請から3年後の２０１４年3月、「新型インフルエンザがパンデミックを起こし、他の抗インフルエンザ薬が無効または効果不十分の場合のみ適応」との異例の条件付き承認を受けた。

　アビガンを「インフルエンザ治療薬」「抗インフルエンザ薬」と表現しているメディア記事をよく見るが、アビガンは季節性インフルエンザの治療薬としての承認を受けていない。

むしろ、動物実験では「危険な薬剤」との評価を受け、ヒトの臨床試験でも十分な有効性を示すことができなかったため、通常のインフルエンザの治療薬としては承認されていないのだ。

メガファーマの食指が動かないエボラ薬市場

「アビガンは、富士フイルムの中期経営計画には入っていません」

富士フイルム医薬品事業部統括マネージャー（当時）、倉橋功二氏は、２０１４年の筆者の取材に、こう語った。同社は同年11月11日に、２０１６年度末の株主資本利益率（ＲＯＥ）を７％に引き上げる中期経営計画を発表していた。

西アフリカでエボラ出血熱が流行し、アビガンがエボラ出血熱の治療薬の候補として各国から注目される中で、富士フイルムの株価は急上昇した。２０１４年５月には２５００円前後だった株価は右肩上がりに上昇を続け、11月頭には４０００円を超えた。

優先審査（ファストトラック）に乗せられて治験を開始したエボラの候補薬はアビガン以外にもいくつかあり、富士フイルム以外の企業も軒並み株価を上げた。

「ジーマップ」を持つ米国のマップ・バイオファーマシューティカル、「ＴＫＭ‐エボラ」を持つカナダのテクミラ・ファーマシューティカルズ、「ブリンシドフォビル」を持つ米国キメリックスなどだ。

２０１４年に入ってエボラ出血熱が西アフリカから先進国へと飛び火し始めたことで、製薬マーケットはにわかに活気づいたかのようにも見えた。しかし、予測に反して先進国でエボラ出血熱が流行しない状況の中、世界保健機関（ＷＨＯ）のマーガレット・チャン事務局長（当時）はこう述べた。

「エボラ出血熱はアフリカの最貧国の病気であったため、利益優先型の製薬企業は関心を抱いてこなかった。新薬開発のインセンティブは事実上、今も存在していない」（２０１４年11月４日）。

薬を買う金のある先進国でのニーズが生じなければ、製薬企業にとってのマーケットは存在しているとは言えない。富士フイルムが２０１４年の段階で、中期経営計画にアビガンを含めていなかったのはそのためだろう。

30年かかったエイズ

エボラ出血熱と同様、アフリカの熱帯雨林に起源を持ち、アフリカ大陸内でのみ流行をくり返す病気からアフリカの外でも流行する病気になっていった感染症に、HIV／エイズがある。エイズは、アフリカの最貧国から先進国へと舞台を移して流行し、独自の製薬マーケットを形成した歴史を持つ。

エイズは今でこそ「死なない病気」となったが、80年代に先進国へと流行を広げてから2000年代になって新しい薬や治療法が普及するまでは、「死に至る病気」であり続けた。85年には米俳優のロック・ハドソンが、91年には英ロック歌手のフレディ・マーキュリーが亡くなっている。

英『エコノミスト』誌によれば、エイズの製薬マーケットが築かれるまでには、30年を要した。キーとなったのは、アメリカでの感染拡大に伴い、80年代半ばから、抗HIV薬の審査が米国食品医薬品局（FDA）の優先審査（ファストトラック）に乗せられるようになったことだ。結果として、承認審査のための期間が大幅に短縮され、より短期間で薬が使えるようになった。

新薬の研究開発に対して、国や財団や国連機関などからの助成金投入が加速したことも大きい。２００２年に全世界で38億ドルだった抗ＨＩＶ薬市場への助成金は、２０１３年には１９１億ドルにまで上っていた。これは異常なほどパブリックマネーに依存した巨大マーケットである。

２０１４年に流行が拡大したエボラ出血熱もそうであるが、患者が短期間で回復するか亡くなるしかない「急性感染症」の製薬マーケットは、ひとりひとりの患者への投薬期間が短く、規模が小さい。

エイズが短期間で死に至る病であった当初、その製薬マーケットも、他の急性感染症と同様に小規模だった。しかし、抗生物質ができたことで肺炎や結核が必ずしも死に至る病ではなくなったように、優れた抗ウイルス薬の登場によって、エイズという病気も、投薬期間の長い「慢性疾患」へと変わった。

エイズは、すぐに命には関わらないが、一度罹ればウイルス感染を持続させ、生涯何十年という長期間にわたって薬を飲み続けなければならない病気となった。製薬業界は、エイズから人々の命を救い、エイズを急性疾患から慢性疾患へと変えることを通じて、マーケットサイズを拡大することに成功したのだ。

エボラ出血熱に関する医薬品市場も、２０１４年になって先進国に患者が出たことで、国際社会や各国政府がサポートを始めたマーケットだったが、その規模はエイズとは比較にならないほど小さかった。

しかし、２０２０年、エイズ治療薬の「カレトラ」「レムデシビル」とエボラ治療薬「アビガン」のどちらもが「新型コロナ感染症治療薬候補」として名乗りを上げることで、パブリックマネーを集めたのは興味深い事だった。

「フォーチュン・ビジネス・インサイト」は、２０１５年には約１６６億ドルだったエイズ治療薬のマーケットは２０１８年には２５３億１４００万ドルに拡大、２０２６年には４０７億ドルに達する見込みであるとしている。ＵＮＡＩＤＳ（国連合同エイズ計画）によれば、同団体に対する寄付金は２０１５年以降７億ドルから８億ドル規模と横ばいであることからして、エイズ治療薬のマーケットはパブリックマネーへの依存を脱し、ビジネスとして成立するようになったことを示している。

米国防総省から巨額助成

アメリカ政府のアビガン獲得へ向けた動きがよりあからさまな形になったのは、２０１２年のことだった。米国防総省はこの年、フィールドにいる軍人を自然あるいは人工的に作られた微生物の脅威から守ることを目的として設置した「革新的医療技術獲得プログラム（ＴＭＴ）」の中で、新型インフルエンザ治療薬のプログラム（ＴＭＴ‐Ｆｌｕ）をスタートさせた。アメリカをはじめどの国も、パンデミックといえばインフルエンザを想定した準備を進めていた。

アメリカにおけるアビガンの臨床試験を代行する米メディベクター社（在ボストン）は、このプログラムに応募。２０１２年３月、米国防総省より１億３８５０万ドルという巨額の助成金を受けることになった。

臨床試験の実務管理は、日本でも海外でもＣＲＯ（医薬品開発業務受託機関）と呼ばれる治験管理会社に委託するのが普通である。富士フイルムによれば、２０１０年１月に開始した米国における第２相試験の途中までは、定石どおり、現地のＣＲＯを用いて富士フイルムが直接行なっていた。

ところが、「当初選定したＣＲＯでは治験がスムーズに進行できない懸念があり、第２相試験の途中から、コンサルティング会社であるメディベクターとの契約に変更した」という。

普通に考えれば、パテント（特許）を持つ富士フイルムが主体となったまま、ＣＲＯを変えて直接治験を続ければよかったはずだ。

富士フイルムは、なぜ直接の治験をやめ、コンサルティング会社のメディベクターに治験を託したのか。担当者は「メディベクターは開発パートナーであり、ライセンスアウト（特許・知財の譲渡）をしたわけではない」と強調したが、２０１４年12月２日付のホワイトハウスのリリースは「アビガンのライセンスは両社にある」としていた。

「アメリカ御用達」の抗バイオテロ・抗パンデミック薬として

アメリカ政府がアビガンに注目した理由は２つあった。

１つには、薬剤耐性が問題となっていたインフルエンザ治療薬の「タミフル」とは異なり、アビガンはパンデミック株をふくむ複数のインフルエンザウイルスに有効であったこと。
もう1つは、アビガンがすでに製造ラインの整備を終え、備蓄用に量産できる体制にあったことだ。富士フイルムは、２０１４年当時の生産能力を「年間10億錠」としていた。標準的治療1コースがアビガン40錠であることを考えると、年間２５００万人分の生産能力があったことになる。

２０１４年当時、富士フイルムは、アメリカでの承認目標を「あくまでも季節性インフルエンザ薬としての適応」としていた。毎年、冬になれば流行する季節性インフルエンザの市場は、パンデミック・インフルエンザよりもずっと大きい。企業の側とすれば、当然の目標ではあった。

しかし、アメリカにおける感染症は、単なる医療問題ではなく、軍事や国防の問題である。アビガンの臨床治験への助成金が、保健福祉省からではなく国防総省から出ていたことからも、また、ＮＩＡＩＤの委託を受けて研究を行なっていたユタ州立大学から、アビガンは当時、東南アジアでくすぶっていたパンデミック株のＡ（Ｈ５Ｎ１）型インフルエンザに効果を示した唯一の薬剤だったとの連絡があったことからも分かるとおり、アメリカ政府が求めていたのは、インフルエンザ治療薬ではなく「有事」に有効な薬剤だったのだろう。アビガンは緊急時、すなわち生物兵器の使用されたフィールドや流行地で働く兵士に感染が生じた場合やバイオテロ、パンデミックが起きた場合に有効であり、有事に備えて大量に備蓄しておくための医薬品として期待されていたのだ。

アビガンの「魔性」

アビガンは、感染する相手の遺伝子を利用して増殖するというウイルス共通の性質を逆手にとり、ウイルスに取り込まれることを通じてウイルスを殺すという「魔性」を持つ。試験管内でのアビガン（一般名：ファビピラビル）には、インフルエンザだけでなく、他のＲＮＡウイルスの活動を抑える働きも確認されており、エボラやインフルエンザだけでなく、幅広いウイルスに対する効果も期待されていた。

２０１３年、ヒトに対する治験の前段階として、アビガンのエボラ治療薬としての評価を行なうためのマウス実験が行なわれたのは、いま筆者がこの原稿を書いている、ドイツのベルンハルト・ノホト熱帯医学研究所だった。実験を率いたのは、ＳＡＲＳを発見しＢＳＬ４についての取材にも答えてくれた、あのシュテファン・ギュンター博士だった。

日本にはエボラウイルスを取り扱えるＢＳＬ４が稼働していなかった２０１３年当時、富士フイルムがアビガンを持ち込み、エボラに対する動物実験を依頼したのがこの研究所だったのだ。筆者はその後、ベルンハルト・ノホト熱帯医学研究所に就職し、現在では、ギュンター氏がアフリカで行なうアビガンのラッサ熱に対する治験のサポートもしている。

先に述べたとおりギュンター氏は、クリスティアン・ドロステン氏と共にこの研究所で、世界で初めてＳＡＲＳウイルスを同定したウイルス学者である。積極的にメディアに出演し、甘いマスクと分かりやすく科学的な情報発信で国民的人気を博するようになったドロステン氏とは異なり、ギュンター氏はいい意味での「オタク」と言うべきストレートな専門家だ。ＢＳＬ４について尋ねれば息も切らずにＢＳＬ４について語り、エボラについて尋ねればひたすらエボラについて語り続ける。

ＳＡＲＳの発見後、ドロステン氏は、ＭＥＲＳをはじめとするコロナウイルスの研究を続けた。一方のギュンター氏は、ＳＡＲＳと同じような新興感染症であり、かつ病原性の高いエボラ、マールブルグ、ラッサなどの出血熱ウイルスの研究に没頭した。

そんな事情もあり、新型コロナパンデミックに際してのギュンター氏は、ＳＡＲＳウイルスの共同発見者であるにもかかわらず表に出ることを避け、新型コロナによりアフリカでの出血熱の研究が滞っていることに、ただやきもきとしてきた。

一方のドロステン氏は、メディアで存在感を示しながらも、メルケル首相およびシュパーン保健相のアドバイザーとして活躍し、1億5000万ユーロという国からの助成金をほぼ独占することにも成功した。

余談ではあるが、これがドイツ中の研究者の嫉妬を買うことにもなったのは言うまでもない。なかでも、アンゲラ・メルケル首相の後釜として有望視されている、ノルトライン・ヴェストファーレン州のアルミン・ラシェット州首相は、地元ボン大学のウイルス学者ヘンドリック・シュトレーク教授と組んで、「ドロステン＋メルケル」の連邦政府のイニシアティブとあからさまに対立した。ラシェット氏は、シュトレーク氏に依頼して、大規模な抗体検査「ハインズベルク・スタディ」を実施。4月16日、ドイツ初、ヨーロッパでも一、二を争う早さでその中間解析が発表されると、シュトレーク氏は急にメディアの注目を集めるようになった。

ドイツ国民の間に「コロナ疲れ」が広がる中、シュトレーク氏はテレビ、新聞、SNSなどあらゆる方法を使って、ロックダウン、広範なPCR検査、マスク着用の義務化など、ドイツ連邦政府がとってきた政策を真っ向から批判。しかし、シュトレーク氏にはその後、ドイツの大衆紙『ビルト』が経営するＰＲ会社を雇ってメディア対応を管理させていたというスキャンダルが発覚した。「シュトレークは科学者ではない」との批判も出たが、「シュトレーク＋ラシェット」戦線は、手を緩めることなく「ドロステン＋メルケル」への批判を続けた。

アメリカ軍とアメリカのための医薬品

残念なことにアビガンは、ギュンター氏がベルンハルト・ノホト熱帯医学研究所のＢＳＬ４ラボで行なったマウス実験でも、エボラに対する十分な効果を示すことができなかった。

しかし２０１４年、西アフリカでエボラ出血熱が大流行し、国境なき医師団（ＭＳＦ）に試験使用されると、アビガンは再び注目を集めた。フランス政府はＭＳＦを通じ、ギニアでアビガンのエボラ出血熱に対する臨床試験を実施した。

同じ年、富士フイルムは、米メディベクターと共にアメリカでアビガンの臨床試験を実施することも発表した。

ギュンター氏は「なぜヒトでの臨床試験はアメリカでやることになったのかは知らない」

と言うが、米国防総省がウェブサイトで公開した２０１４年11月17日の契約によれば、メディベクターは、米マサチューセッツ州とアフリカでアビガンのエボラへの第2相試験を実施することを目的に、経費とインセンティブとして３０００万ドルを、さらには２０１５年予算として研究、開発、検証のための７９０万ドルの追加の助成を受けている。

また、２０１９年9月更新のアメリカ政府発表の契約サイトによれば、メディベクターは結局、アビガンのエボラおよびインフルエンザ治療薬としての第3相試験のための資金として、国防総省から総額2億２１６万７９８３ドルの助成金を獲得している。１つの医薬品に投入される金額としては異例の大きさであることからしても、アメリカ国防総省のアビガンに対する熱い期待がいかほどのものであったかが分かるだろう。

ウェブサイト「グローバル・バイオディフェンス」に掲載された、２０１６年8月11日付の記事によれば、ファビピラビル（アビガンの一般名）は、「アメリカの軍隊とアメリカがCBRN（化学・生物・放射性物質・核）の脅威と戦うため、安全で効果的で革新的な医薬品を提供する企業バイオディフェンス・セラピューティクス社によって開発された医薬品候補である」とされており、富士フイルムの名前は出てこない。

日本で産声を上げたアビガンを、アメリカ人兵士やアメリカ人医師たちがフィールドで使える薬に育て上げることは、アメリカの国を挙げてのプロジェクトだったのだ。

各国の治験で効果は確認できず

しかし、アメリカが実施した治験の結果も思わしいものではなかったようだ。インフルエンザに対する第３相試験では効果が確認されたとの発表はあったものの、具体的なデータは発表されなかった。また、エボラに対する治験の結果についても、どうなったのか正式な報告はないようだった。

残念ながら、フランス政府がＭＳＦを通じてギニアで実施したエボラに対する治験（JIKI Trial）でも、はっきりとした効果は確認できなかった。

その結果、アビガンは欧米諸国で、インフルエンザ治療薬としてもエボラ治療薬としても未承認のままとなっている（ただし、アフリカの一部の国ではエボラ治療薬として、中国でもインフルエンザがパンデミックを起こした際の使用のみ承認されている）。

アビガンがヒトでの治験で効果を示せなかったのは、投与量が少なかったからではないかとの主張もある。しかし、アビガンには、臨床で必要される量と同程度またはそれを下回る量の投与で、「ラットで初期胚の致死、マウス、ラット、ウサギ、サルで催奇形性」が報告されているだけでなく、肝臓と腎臓に毒性があることが知られており、これ以上用量を上げるのは極めて難しい。

極論を言えば、催奇形性だけが問題であるなら妊娠を避けることで済む話だが、誰にでも毒性があり、ヒトに使った時に効果を示す用量が分かっていないことは薬として致命的なのだ。

このようにアビガンは、試験管の中では有望だが、試験管の外に出れば「パッとしない薬」であり、熱烈なラブコールでアビガンを日本から呼び寄せたアメリカ政府にしてみれば「ババを引いた」形になっていた。

新型コロナ下の日本で始まった増産と治験

アメリカでは季節性インフルエンザの治療薬としてもエボラの治療薬としても承認されることのなかったアビガンだが、日本政府はこの薬を、パンデミック対策として最大で200

万人分備蓄すると定め、実際にはその3分の1ほどを備蓄してきた。

２０２０年、新型コロナがパンデミックを起こすと国内の患者にも試験使用され、他の抗ウイルス薬と共に新型コロナ治療薬候補として名乗りを上げた2月下旬、日本政府はアビガン増産の検討を富士フイルムに要請した。

これを受けた同社は、さっそく3月上旬に増産をスタート。〝医師や研究者〟からの早期承認を求める声が相次ぐ中、安倍首相は3月28日の記者会見で、「新型コロナウイルス感染症の治療薬として正式に承認するにあたって必要となる治験プロセスを開始する」と発表した。

すると一般市民からも、アビガンの使用を希望する声が殺到。緊急事態宣言が発令された当日、4月7日の会見で安倍首相は、「病院の倫理委員会で了承されれば観察研究として投与を認める」などとして、有効性や安全性が確認されていない未承認薬の使用を認める異例の対応を表明した。

3月末、富士フイルムは、すでに日本での治験は始まっており、6月末までに終わらせる予定であることを発表した。アビガンがパンデミック・インフルエンザの治療薬としての承認を受けている日本では、新型コロナ治療薬としての承認は、第2相試験を省略し、第3相試験からのデータを提出する形で得ることができる。正確には、新型コロナウイルスに対するアビガンの有効な投与量がインフルエンザに対するものと同じかどうかは分かっていないが、同等の投与量であれば安全性には問題がないと見なされるため、メーカーが希望すれば第2相を省略してもよいという意味だ。

しかし、新型コロナで効果を示す投与量がインフルエンザに対するものと同じである保証はない。第3相からの治験は、インフルエンザに対するのと同じくらいの投与量で効果が示されなければ無駄になってしまうリスクを伴う「賭け」ではあったが、期待を受けた富士フイルムは、第3相からの試験を開始した。

アビガンVSレムデシビル

4月9日、アメリカでも同時にアビガンの治験を行なうとの発表があった。アビガンが承認されていないアメリカでは、投与量と安全性を確認する第2相からの治験が必要である。アメリカでは、またもや米マサチューセッツ州での治験が始まった。

アフリカでのローカルなアウトブレイクで収まった2014年のエボラ出血熱とは異なり、

2020年の新型コロナパンデミックでは、世界のどの国もが、自国の薬を世界に先駆けて新型コロナ薬として承認することを通じ、新型コロナウイルスによって崩れた国際秩序における覇権を握ろうとしていた。

そんな薬の一つに、米ギリアド・サイエンシズ社がエボラ治療薬として開発中だった「レムデシビル」があった。レムデシビルもアビガンと同様、コロナを含む一本鎖RNAウイルスの抑制に有効な薬であり、「アビガン」にとって最大のライバル薬とも言える存在だった。

5月1日、米国食品医薬品局（FDA）は、「新型コロナの重症入院患者の治療」という条件付きで、レムデシビルを緊急承認した。承認の根拠となったのは、米国立アレルギー・感染症研究所（NIAID）が4月29日に発表した1063人の中等度以上の患者を対象とした第3相試験で、死亡率には有意差はなかったが、回復までの期間が31％ほど早まったという報告だった。

その時、新型コロナ流行の拡大により、安全性の怪しいアビガンを使わざるを得なくなる事態を恐れていた日本政府にとって、予想外の状況が生まれた。

5月4日、米ギリアド・サイエンシズ社が日本におけるレムデシビルの「特例承認」に申請したのだ。特例申請とは、パンデミックなどの緊急時、欧米で承認された医薬品を、日本での治験なしに特別に承認して使えるようにできる制度である。

3日後の5月7日、厚生労働省の薬事・食品衛生審議会にかけられたレムデシビルは、早くも同日中に特例承認された。

かくして、日本では、期待の国産薬アビガンは承認されていないのに、ライバルの米国産レムデシビルは承認されているというねじれた状況が生まれた。

国内でも高まったアビガンへの期待

筆者は2020年3月から5月頃まで頻繁に日本のテレビに出演し、新型コロナ問題に対するコメントや解説を行なっていたが、その頃のテレビ局とのメールを確認すると、アビガンに関するコメントを初めて求められたのは3月中旬だったようだ。医療現場からは試験的に用いたところ効果があったようだとの声が上がり、芸能人が使用して回復したといった話も出るようになる中、アビガンへの期待は高まる一方だった。

3月23日、アビガンの過去を知る筆者が「アビガンを持ち上げるようなコメントは難しい」と伝えると、テレビ局の方から「放送では取り扱わないことにした」という返信があった記録がある。そういったやり取りは、この1回ばかりではなかった。それから1カ月ほどは、どのテレビ局からも、くり返しアビガンとレムデシビルに関するコメントを求められたが、「暗い話ばかりなので、あまり希望をなくすようなことを言わないでほしい」といったリクエストが多く、筆者としてはできるだけ控えめに、「投与したら2週間後には回復したというエピソードや、投与したら重症化しなかったというエピソードは、必ずしも薬の効果を示すものではなく（自然治癒によるものかもしれないので）、比較試験を行なわない限りは薬の効果は評価できない」ということを辛抱強く伝え続けた。

先述のとおり、富士フイルムは当初から「6月末の試験終了を待って有効性、安全性が確認された場合は承認申請を行なう」としていた。ところが、国民の期待を受けた安倍首相がゴールデンウィークの最中、「アビガンについても5月中の承認を目指す」と発言をすると、厚生労働省は急きょ、観察研究による有効性・安全性の確認を前提に、治験成績の資料提出を不要とする通知を出す事態にまで発展した。

制度上の利点を生かしてレムデシビルが先に承認されてしまった状況の中、国を挙げて国産薬を支援したいという趣旨は決して理解できないものではなかったが、これほどまでの前のめりの姿勢には、さすがの日本の医学界も危機感を募らせ始めた。緊急事態宣言が全面解除になる頃には、「有事だからといって治験が省略され、特例的な承認がなされるのはおかしい」といった提言も出されるようになり、5月中の承認は見送られることとなった。

アビガンはアメリカの「ベビー」でもあった

4月1日、米製薬関連メディア「Fierce Pharma」から、ホワイトハウスが米国食品医薬品局（FDA）に対し、アビガンを緊急承認するようプレッシャーをかけているというニュースが出た。日本では注目されることのなかったニュースだが、筆者は格別の興味を持ってこの記事を読んだ。

ホワイトハウスがレムデシビルを推しているというのであれば分かる。なぜ、アビガンだったのか。

「産みの子より育ての子」とでも言えばいいのだろうか。ホワイトハウスは、一民間企業のギリアドが自力で開発中だったレムデシビルよりも、アメリカ政府のお抱えで開発してきたアビガンこそ、わが子のように思っていたのだろう。総額2億ドル超をつぎ込み「抗パンデミック薬」として育ててきたアビガンに、いい加減にそろそろ羽ばたいてくれと思ったのに違いない。

世界に先がけて流行を経験した中国は、アビガンについて、３月末までに２つの大規模臨床試験のデータを発表していた。

１つは、深圳《しんせん》で35人の患者を対象に実施された、エイズ治療薬「カレトラ」との比較試験だった。カレトラは作用機序の異なるエイズ治療薬、ロピナビルとリトナビルの合剤だ。ＳＡＲＳでもこの治療法は有効だったことから、武漢での最初の患者群に試験的に用いたところ効果があったようだとして注目され、当初は新型コロナ治療薬の最有力候補と見られていた。

深圳の治験では、新型コロナウイルスが検出されなくなるまでの日数は、カレトラが11日だったのに対し、アビガンは４日。発症から14日目の回復率は、アビガンで91・４３％だったのに対し、カレトラでは62・２２％と、いずれもアビガンが優位だった。懸念されていた副作用も、カレトラでは55・５６％だったのに対し、アビガンでは11・４３％と、アビガンで低かった（カレトラはその後６月29日にオックスフォード大が発表した治験でも「効果なし」と評価)。

もう1つの大規模臨床試験は、武漢で236例を対象に実施された、ロシアで開発され、ロシアと中国だけで承認されているインフルエンザ治療薬「アルビドール」との比較試験だった。患者全体で見た場合には、発症から7日目の回復率に統計学的な有意差はなかったが、中等度の患者の間だけで見るとアビガンで71・43%、アルビドールで55・86%と、アビガンで優位に高かった。

しかし、アメリカでは、深圳のデータは、治験の前半の患者にはカレトラが投与されていたのに、後期の患者にはアビガンが投与されているといった風に、患者がランダム化されていないとして、信頼性に対する疑問符がついた。武漢のデータに関しても「有効な治療薬が必要なのは重症患者であり、それ以外に効果があっても意味がない」との意見が出された。

結局、米国食品医薬品局(FDA)は富士フイルムに、アメリカでの正式な治験の実施を求めることになった。

日本と中国がアビガンを推すなか、韓国は、「アビガンには効果を示したまともな臨床試験のデータがなく、動物実験で催奇形性を示すなど副作用の危険性もある」として使用を許可しない旨発表していた。

　一方、先述のアビガンのライバル薬レムデシビルについて、ＮＩＡＩＤが出した「31％の入院期間の短縮」という報告だが、不思議なことに、この報告はＮＩＡＩＤのウェブサイトにニュースリリースとして発表されただけで、詳細なデータを示す論文の発表はなかった。

　また、４月23日付の米医療メディア「ＳＴＡＴ」の報道によれば、米ギリアド・サイエンシズ社が中国で実施していたレムデシビルの臨床試験の報告書のドラフトが誤ってＷＨＯのウェブサイトに掲載され、すぐ削除された。

　このドラフトによれば、新型コロナ患者２３７人を対象にした試験で、死亡率はレムデシビル投与群が13・９％、対照群が12・８％であり、有意な差は見られなかったという。

　同日、英『フィナンシャル・タイムズ』紙が、「レムデシビル、治験失敗」と報じると、ギリアドの株価は約６％下落。ギリアド側は、被験者が少ないまま打ち切られた治験に基づくデータにすぎないと反論したが、５月16日、中国の研究グループは、同試験のデータを世界四大医学誌の一つ『ランセット』に正式な論文として掲載した。同論文によれば、レムデシビルを投与した患者とプラセボ（偽薬）を投与した患者との間に、死亡率も症状の改善のスピードも有意差はなかったとしている。

「アビガン外交」開始

4月7日、安倍首相は緊急事態宣言発表の記者会見で、アビガンの備蓄量を現在の3倍にあたる200万人分に増量することを発表した。

また、この頃から日本は「アビガン外交」を本格化していった。緊急事態宣言の延長の決まったゴールデンウィーク明けの5月8日、日本政府は、エストニアへの供与を皮切りに、希望国に対するアビガンの無償供与を始めた。

アビガンの供与を希望したのは70カ国超。5月8日時点で約45カ国と調整が完了しており、1カ国当たり原則20人分、最大100人分を供与し、副作用に関する日本側の免責と臨床データの提供を求める形を取るとした。

日本では、一般に使用される医薬品としての承認は受けていないアビガンの薬価は決まっていない。しかし、平成29年6月1日付の官報に記載されたアビガン3万人分の購入価格は1億5895万円。現在の備蓄量は70万人分ほどと考えると、日本政府は1回の備蓄につき、富士フイルムから約40億円のアビガンを購入していたことになる。

また、２００５年から備蓄が始まり、使用期限は10年とされていることから考えると、一度は使用期限切れになってそのすべてを未使用のまま破棄し、全部でその２倍にあたる80億円ほどを買い取っていた計算になる。また２００万人分といえば、約１０６億円である。新型コロナに対するワクチンの研究開発支援としてＡＭＥＤ（日本医療研究開発機構）から公募された助成金が総額１００億円だったことを考えると、これは、わが国において１つの医薬品に投入されたパブリックマネー（税金）の額としては破格だと言えるだろう。

２０２０年７月10日、、藤田医科大学ほか全国47医療機関が実施した、特定臨床研究の結果が発表された。

パンデミック・インフルエンザに対して承認されているアビガンの１日目の投与量は１６００㎎、２日目以降が６００㎎。これを１８００㎎（１日目）と８００㎎（２日目以降）に増量して無症状・軽症の感染者に投与し、６日目までに新型コロナウイルスが消失するかどうかを見た治験である。ＡＭＥＤ（日本医療研究開発機構）の資金を使い、あくまでも医療機関が主導でやった体の治験ではあるが、国立保健医療科学院のウェブサイトには「第２相試験」として登録されていた。

新薬では、仮に試験管内で活性が確認されても、実際にはどのくらいの量を投与すればヒトで効くのか、かつ安全なのかが分かっていない。そこで「安全で効果のある投与量」を決めるために実施するのが、第2相試験（Dose finding study）である。

そのため、たとえば、１６００㎎—６００㎎、１８００㎎—８００㎎、２０００㎎—１０００㎎などと投与量の異なるグループをいくつか作り、それぞれを６日間、14日間など異なる期間で投与して比較し、適切な投与量を決めるのが普通だ。

ところが、第2相を省略できる状況にあった富士フイルムは、第2相を複数のグループでの安全性や効果を比較するのではなく、インフルエンザでの投与量を少し増量しただけの１８００㎎—８００㎎での「決め打ち」でしか行なわず、さらにはその結果を待たずに、第３相からの治験を開始したのだった。

注目の第2相試験の結果は、またしても「有効性は認められない」であった。

すなわち、アビガンはエボラで「投与量が少ないから効果を示せないのだろう」との主張があった中、新型コロナにも「多少増量したところで効果はない」との結果が出たのだ。富士フイルムはこれに対し、「サンプル数が少なかったのだ」と釈明している。

２０２０年7月現在、日本では、富士フイルムが主体となって行なうアビガンの第3相試験が続いてはいる。しかし、対象はやはり「非重篤の患者（症状が重くない人）」のみ。投与量も藤田医科大学の第2相試験と同じ１８００㎎―８００㎎だ。評価は6日後ではなく14日後で行なうというが、新型コロナでは、症状の軽い人、重症化しない人のほとんどが発症から14日もすれば自然治癒することはこれまでの経験からはっきりしている。

以上を考えると、２０２０年7月現在、日本におけるアビガンの新型コロナ治療薬としての承認は、非常に厳しい状況にあると言わざるを得ない。

富士フイルムは「賭け」に負けたのだ。

それでも筆者は、筆者よりもアビガンとの付き合いが長く、そして深い、ベルンハルト・ノホト熱帯医学研究所のシュテファン・ギュンター氏に、新型コロナ治療薬としてのアビガンについてどんな感触を持っているか、率直なところを尋ねてみた。

「アビガンの試験管内での新型コロナに対する効果は、もともとそう強いものではなかった。

それでも、有効な治療薬がない以上は、正式な臨床試験を行ない、その結果を待つ必要があるのだろうね」

対象を軽症者に限定し、投与量を上げ、サンプル数を増やすことを通じて、新型コロナウイルスへの効果を示せるかもしれないという一《いち》縷《る》の望みは残したアビガン――。

人々を惹きつけては裏切る、ドン・ファンのような薬ではあるが、感染症からの国の備えの一つとして、パンデミックが起きるたびに、期待とパブリックマネーを集め、富士フイルムの株価を上げてきた薬であることだけは間違いない。

新型コロナパンデミックは、アビガンの生み親・日本にとっても、育ての親・アメリカにとっても、自国を舞台にした初めての「ウイルスとの戦争」である。

アビガンは、2つの祖国の危機に際し、試験管で見せた力を臨床現場でも発揮し、親孝行を果たすことができるのか。

静かに見守りたい。

村中璃子（むらなかりこ）

東京都出身。医師・ジャーナリスト。一橋大学社会学部卒業。同大学大学院社会学研究科修士課程修了後、北海道大学医学部卒業。世界保健機関（WHO）西太平洋地域事務局の新興・再興感染症対策チームなどを経て、医師として活躍するとともに、医療問題を中心に幅広く執筆。ベルンハルト・ノホト熱帯医学研究所（ドイツ・ハンブルク）研究員。京都大学大学院医学研究科非常勤講師。2017年、子宮頸がんワクチン問題に関する一連の著作活動により、科学雑誌『ネイチャー』などが主催するジョン・マドックス賞を日本人として初めて受賞。著書に『10万個の子宮――あの激しいけいれんは子宮頸がんワクチンの副反応なのか』がある。note.com/rikomuranaka

新型《しんがた》コロナから見《み》えた日本《にほん》の弱点《じゃくてん》 国防《こくぼう》としての感染症《かんせんしょう》

2020年8月30日初版1刷発行

著　者 ―― 村中璃子

発行者 ―― 田邉浩司

装　幀 ―― アラン・チャン

印刷所 ―― 堀内印刷

製本所 ―― ナショナル製本

発行所 ―― 株式会社光文社
東京都文京区音羽1-16-6（〒112-8011）
https://www.kobunsha.com/

電　話 ―― 編集部03（5395）8289　書籍販売部03（5395）8116
業務部03（5395）8125

メール ―― sinsyo@kobunsha.com

ISBN 978-4-334-04489-3

光文社新書

1080 クワバカ
クワガタを愛し過ぎちゃった男たち

中村計

「クワバカ」とは、クワガタを愛し過ぎて、人生を賭してしまった男のこと。そんな男たちの人生を生き生きと描く傑作〝昆虫〟ノンフィクション、ついに刊行。クワガタ沼へようこそ！

978-4-334-04487-9

1081 新型コロナから見えた日本の弱点
国防としての感染症

村中璃子

世界の多くの国で、新興・再興感染症は国防の要である。WHOでの勤務経験を持つ医師・ジャーナリストが、新型ウイルスとの闘いを外交・国防、ビジネスの観点から捉え直し伝える。

978-4-334-04489-3

1082 「文」とは何か
愉しい日本語文法のはなし

橋本陽介

なぜ文法の授業はつまらないのか？　本書は「文」とは何かというそもそもの話から論を起こす。誰もが退屈さを覚えた「文法」について、若き研究者がイメージを一新する。

978-4-334-04488-6

1083 面白いことは上司に黙ってやれ
日本発の新ビジネスを生み出すには？

春日知昭

日本で創造的なビジネスがうまくいかない理由とは？　ソニーでＡＩＢＯの開発などに携わったロボット開発者が、日本が世界で再び存在感を示すための考え方を記す。【松尾豊氏推薦！】

978-4-334-04490-9

1084 おとなの発達障害
診断・治療・支援の最前線

岩波明監修　小野和哉
林寧哲　柏淳ほか

ＡＤＨＤ、ＡＳＤ、ＡＤＨＤとＡＳＤの併存、発達障害と愛着障害との関連、二次障害、就職・仕事——臨床医・支援者が、最新の知見に基づき、皆さんの困りごとに答えます。

978-4-334-04491-6

第7章

美術館と公共性

カラヴァッジョとアメリカの美術館

二〇二一年から翌年にかけて、東京の国立新美術館と大阪市立美術館で「メトロポリタン美術館展」が開催され、カラヴァッジョの《音楽家たち》（図7-1）が来日した。私は長年イタリア十七世紀の画家カラヴァッジョを研究してきたが、ここではカラヴァッジョとアメリカについて考えたい。

カラヴァッジョは美術史上、最大の天才の一人。ルーベンス、ベラスケス、レンブラント、フェルメールといった名だたるバロックの巨匠たちはすべて、彼がいなければ生まれなかったとさえいわれている。美術の宝庫イ

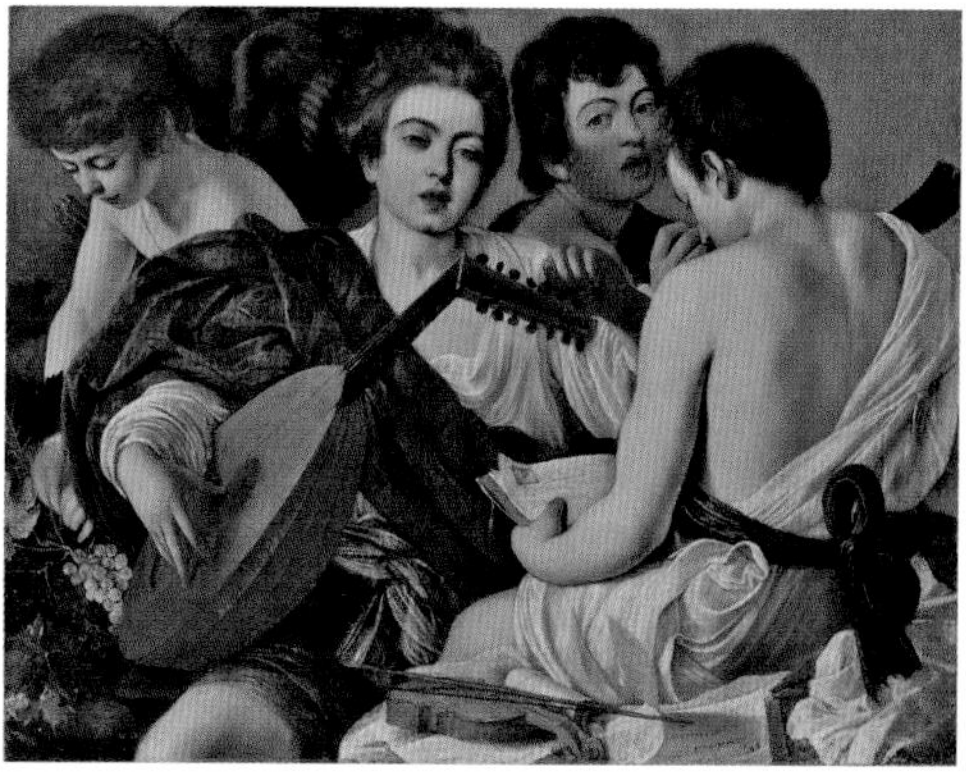

図7-1　カラヴァッジョ《音楽家たち》
1596年頃　メトロポリタン美術館

タリアでも別格扱いされており、ユーロ通貨導入以前のイタリアの最高紙幣である十万リラ札の顔でもあった。

一方、この天才は「呪われた画家」と呼ばれ、犯罪者でもあった。その生涯は血と暴力にまみれており、作品に関する記録よりも警察や裁判の記録のほうが多いほどである。彼の波乱に満ちた生涯は、何度も小説や映画の題材となっている。

カラヴァッジョは一五七一年にミラノで生まれ、当時の美術の中心地ローマで活躍。当初は、《果物籠を持つ少年》や《バッカス》のような迫真的な風俗画や静物画を描いていたが、やがて教会を飾る大型の祭壇画に挑む。ローマのサン・ルイージ・デイ・フランチェージ聖堂のデビュー作《聖マタイの召命》（図6-7、175ページ）をはじめとするそれらは、聖書の物語を同時代の情景としてとらえ、鋭い光によって浮かび上がらせたものであり、人々に大きな衝撃を与えた。ただちに多くの追随者を生み、やがて西洋中に広がって美術の流れを一変させる。しかし、あまりの斬新さゆえに、保守的な教会関係者には受け入れがたいこともあり、現在ルーヴル美術館を飾る《聖母の死》のようにしばしば受け取りを拒絶された。

生来気性の荒かったこの画家は様々なトラブルを起こし、ついに喧嘩で人を殺害。お尋ね者になった彼はその後、ナポリやシチリアなど南イタリアを転々とし、四年間の逃亡の末、熱病によって短い生涯を閉じた。この慌ただしい逃亡期に、彼はあちこちに鬼気迫る作品を残した。凶暴な殺人者でありながら、人を感動させる宗教画を描いたことは、カラヴァッジョのパラドックスといえよう。

カラヴァッジョはバロック美術を開拓しただけでなく、その写実主義によって近代美術への扉を大きく開いた。息をのむ見事な写実描写から劇的で静謐《せいひつ》な宗教画まで、カラヴァッジョの芸術は現代ますます評価を高めており、四百年を隔てた日本人の心をもとらえてはなさない。

カラヴァッジョの作品は世界中の美術館を飾っているが、代表作はやはり画家の活躍したイタリアに集中しており、とくにローマ、ナポリ、マルタの教会の祭壇には当初のままの状態で飾られているものがある。かつて私はイタリアにあるカラヴァッジョ作品を場所ごとにめぐる一種のガイドブックとして『カラヴァッジョ巡礼』（新潮社とんぼの本）という本を上梓し、またカラヴァッジョの生涯を作品とともにたどった作品論『カラヴァッジョへの旅』（角川選書）という本も出版した。しかし、いずれの本でもアメリカのカラヴァッジョについてはほとんど触れていない。

アメリカは二十世紀後半以降、現代美術の中心地であり、その財力によって世界中の美術作品を収集してきた。今回、大阪と東京でその名品展が開かれたニューヨークのメトロポリタン美術館（ＭＥＴ）（図7‐2）はその中でももっとも規模が大きく、古代エジプトから現代アメリカにいたるまで、世界中の文明と美術の歩みをたどることができる。すべてをじっくり見るのは一日ではとても無理で、最低三日は必要である。できれば一週間は通いたい美術館だ。

私がニューヨークを最初に訪れたのは約三十年前、開館前の東京都現代美術館の学芸員をしていたときで、開館後に予定していた「アンディ・ウォーホル」展の担当者としての出張であった。ピッツバーグに建設予定のアンディ・ウォーホル美術館を訪ねて作品の出品交渉と作品選定などをした後、ニューヨークでニューヨーク近代美術館（ＭｏＭＡ）やホイットニー美術館のキュレーターに会って協力を仰いだ。その成果もあってこの大規模なウォーホル展は一九九六年に東京、神戸、福岡で無事に開催された。ウォーホルについての私の研究成果はそのカタログの論文のほか、後に『ウォーホルの芸術』（光文社新書）にまとめている。

この出張の合間にＭＥＴを訪れたのだが、その規模と内容に圧倒された。そのころの私はウォーホルや現代美術で頭が一杯であり、ＭｏＭＡやＤｉａアートセンターで見たアメリカの現代アートに感動し、もともと研究していたカラヴァッジョやイタリア美術のことなどすっかり忘れていたが、ＭＥＴの巨大な空間と展示は私を一気に西洋のオールドマスターの豊潤な世界に引き戻してくれた。ベラスケス、レンブラント、フェルメールをはじめ、中世の膨大な工芸品、十九世紀以降のアメリカ絵画の代表作、新発見の金閣寺障壁画を中心とした日本美術ギャラリーなどをめぐって時のたつのも忘れた。学生時代、私はイタリアに留学してヨーロッパに心酔し、アメリカのことは現代美術以外は軽視していたが、ニューヨークの、そしてアメリカにおける美術の巨大な底力を感じた。

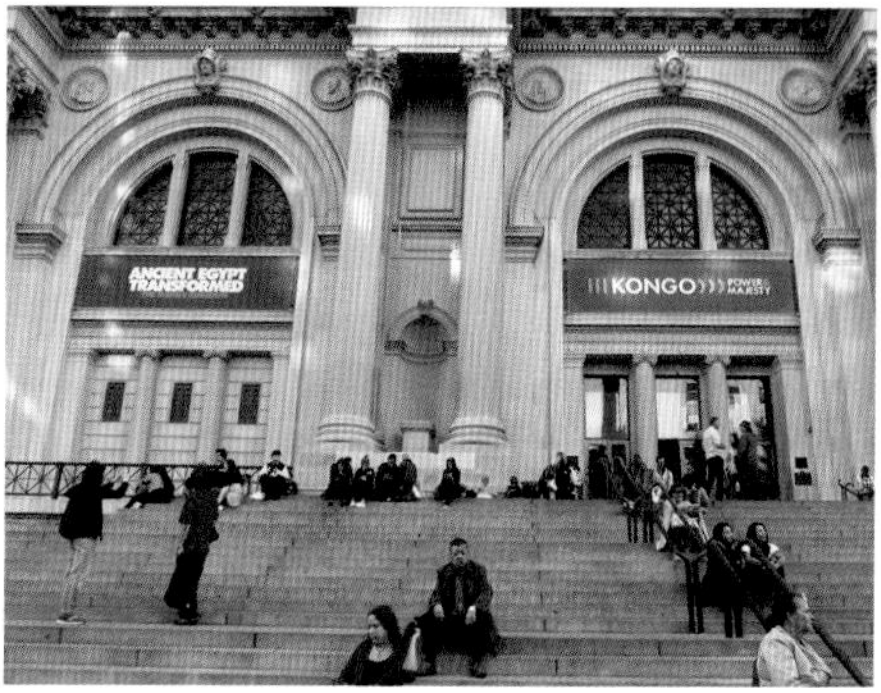

図 7-2　メトロポリタン美術館の前にて（2015年）

　ＭＥＴはとても短期間では見切れないと思ったため、上司に電話して無理を言って自費で滞在日程を数日間延長させてもらい、安ホテルに宿を移し、それからＭＥＴに通いつめた。さらに近くのフリック・コレクションも訪れ、フェルメールをはじめとする珠玉の名品をゆったりとした空間で見て心が洗われるようであった。

　ＭＥＴのミュージアムショップは非常に広く、とくに美術書が充実していて、日本への船便の輸送も容易となっていた。また、やはりその近くにあるウルザスという美術書専門の古本屋には、イタリア各地の古書店を何軒も回っても入手できないほどの美術書が体系的にそろっており、長時間こもった。まだネットの発達していなかった当時は、どれだけの書物にアクセスできるかが研究の質を左右したのである。当時の私は安月給で、奨学金の返済や古本屋のつけで首が回らなかったが、このとき大金をはたいて買いこんだ膨大な書物がその後の私の美術史研究の基盤となった。現在は称賛すべきことに、ＭＥＴは開催したほとんどの展覧会のカタログをホームページで無料で公開してダウンロードできるようにしている。こうした情報公開においても、アメリカはヨーロッパに先んじている点が多い。

　翌年にもアメリカ出張があったが、そのときもニューヨークではＭＥＴにたっぷり時間をとって隅々まで鑑賞した。その後、現在にいたるまで何度も訪れては、ニューヨーク郊外にある分館クロイスターズとともにＭＥＴを堪能してきた。

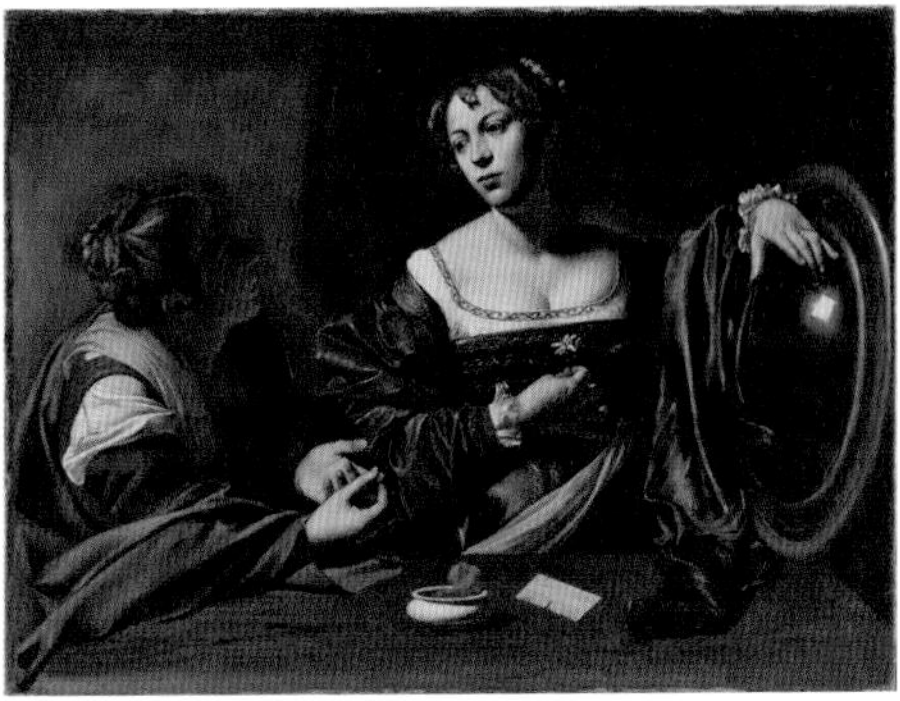

図7-3　カラヴァッジョ《マルタとマグダラのマリア》
1597年頃　デトロイト美術館

　ＭＥＴにも今回来日したカラヴァッジョの《音楽家たち》があるのは知っていたが、実はカラヴァッジョの作品の中ではそれほど重要なものではなく、印象は薄かった。その後、ＭＥＴは一九九七年になってようやく最晩年の《聖ペテロの否認》を購入し、個人蔵の《リュート弾き》（後述）も寄託されて展示されるようになった。その後ＭＥＴと並び称されるオールドマスターの殿堂ワシントンのナショナル・ギャラリーも訪れたが、ここにはカラヴァッジョは一点も収蔵されていない。

　アメリカ全土には八点のカラヴァッジョがあり、ほとんどが二十世紀後半に購入されている。ＭＥＴの上述の三点のほか、東海岸のコネチカット州のハートフォードにあるアメリカ最古の美術館ワズワース・アシーニアムの《聖フランチェスコの

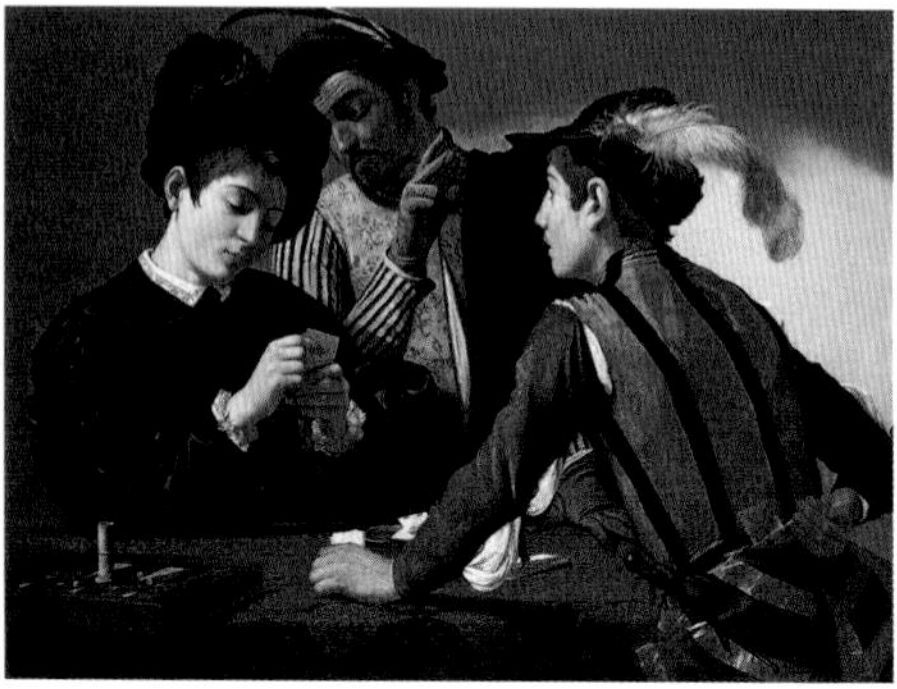

図7-4　カラヴァッジョ《いかさま師》
1595年頃　フォートワース、キンベル美術館

法悦》、中西部オハイオ州のクリーヴランド美術館にある《聖アンデレの殉教》、同じく中西部ミシガン州のデトロイト美術館にある《マルタとマグダラのマリア》（図7‐3、前ページ）、テキサス州フォートワースにあるキンベル美術館にある《いかさま師》（図7‐4）、ミズーリ州のカンザスシティのネルソン・アトキンズ美術館にある《洗礼者ヨハネ》（図7‐5）である。

　このうち《マルタとマグダラのマリア》は激しい真贋論争の末に真筆と認められた問題作。一九八九年から翌年にかけての「デトロイト美術館名品展」で東京と京都に来日したことがあるが、当時カラヴァッジョは日本では知名度が低く、私が読売新聞に寄稿した記事くらいしか話題に上らなかった。

ハートフォードにある《聖フランチェスコの法悦》には、今回来日した《音楽家》の左端の少年と同じモデルの天使が登場し、同じ時期の作品であるとわかるが、カラヴァッジョのもっとも早い宗教画である。まだカラヴァッジョの特徴である鋭い明暗の対比はなく、抒情的で穏やかな画面である。

クリーヴランドにある《聖アンデレの殉教》はカラヴァッジョが最晩年ナポリで描いた大作で、スペイン副王のナポリ総督ベナベンテ伯がスペインに持ち帰ったものである。いくつもコピーがあり、それによってカラヴァッジョがスペインに大きな影響を与えたことがわかる。クリーヴランド美術館はこれを一九七六年に取得した。

フォートワースの《いかさま師》はカラヴァッジョが最初のパ

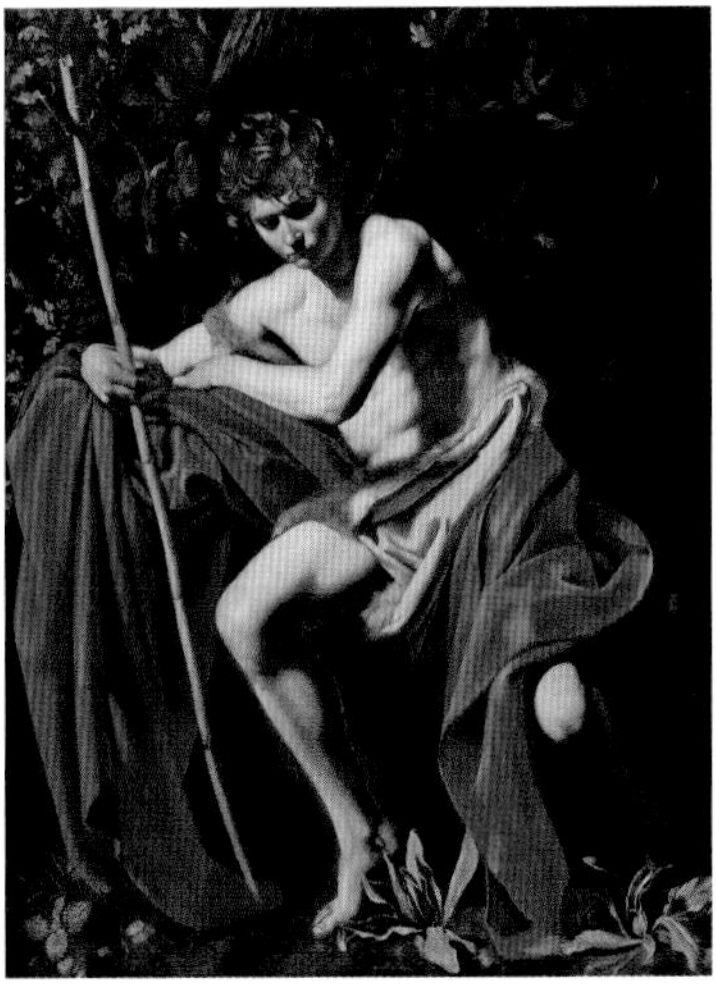

図 7-5　カラヴァッジョ《洗礼者ヨハネ》1604-05年　カンザスシティ、ネルソン・アトキンズ美術館

トロン、フランチェスコ・デル・モンテ枢機卿に認められるきっかけとなった初期作品で、長らく行方不明だったが、一九八七年に世に出てキンベル美術館の所蔵となった。

カンザスシティの《洗礼者ヨハネ》は、カラヴァッジョがローマでパトロンのオッタヴィオ・コスタの注文で描いたもので、月光の下でたたずむ青年の聖人を描いた劇的な画面であり、一九五二年に購入された。

以上のように、アメリカにもそれなりにカラヴァッジョ作品があるが、イタリアをはじめ、フランス、ドイツ、イギリスにはより重要なカラヴァッジョ作品があり、カラヴァッジョに関しては美術大国アメリカが見劣りするのは否めない。毎年世界のどこかで開催されるカラヴァッジョの展覧会にはアメリカにあるカラヴァッジョ作品が出品されることが多く、アメリカ以外の場所で目にすることが多い。実は私自身、ニューヨーク以外のアメリカの美術館でカラヴァッジョを見たことがないのだ。

世界一の美術大国アメリカに、西洋美術最大の巨匠カラヴァッジョの作品が少なく、アメリカ最大の美術館メトロポリタン美術館（ＭＥＴ）にも重要な作品がないのはなぜだろうか。逆に、本国以上にアメリカで充実している巨匠は多い。フェルメールは全三十数点のうち三分の一近くがアメリカにあり、ＭＥＴに四点、その近くのフリック・コレクションに三点と、ミュージアムマイルと呼ばれるニューヨークのあの一角は世界最大のフェルメール密度を誇っている。

フェルメールは十九世紀末にフランスの批評家テオフィール・トレが再発見するまで、オランダの群小画家のうちに沈んでいた。それが脚光を浴び、十九世紀末から二十世紀初頭に熱心に収集された。ＭＥＴにある《水差しを持つ若い女》（図7‐6）は一八八九年、今回来日した《信仰の寓意》（図7‐7、次ページ）は一九三一年に収蔵されている。フリック・コレクションの名画《士官と笑う娘》は一九一一年に収蔵されている。つまり、アメリカが本格的な西洋絵画の収集を始めた二十世紀初頭に注目さ

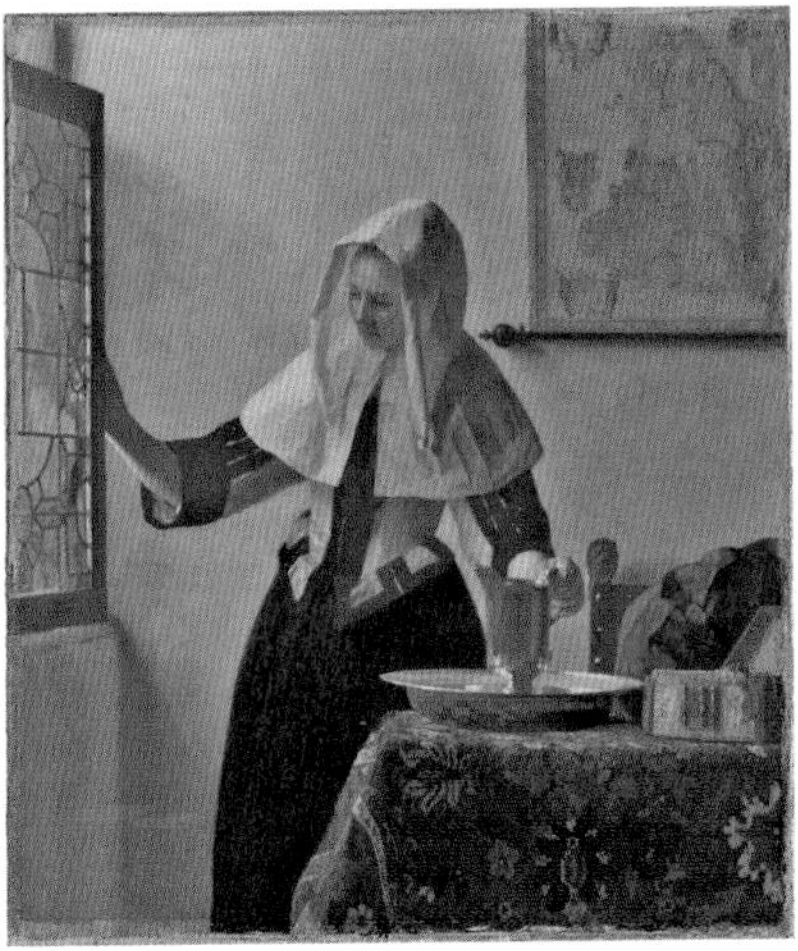

図 7-6　フェルメール《水差しを持つ若い女》
1662年頃　メトロポリタン美術館

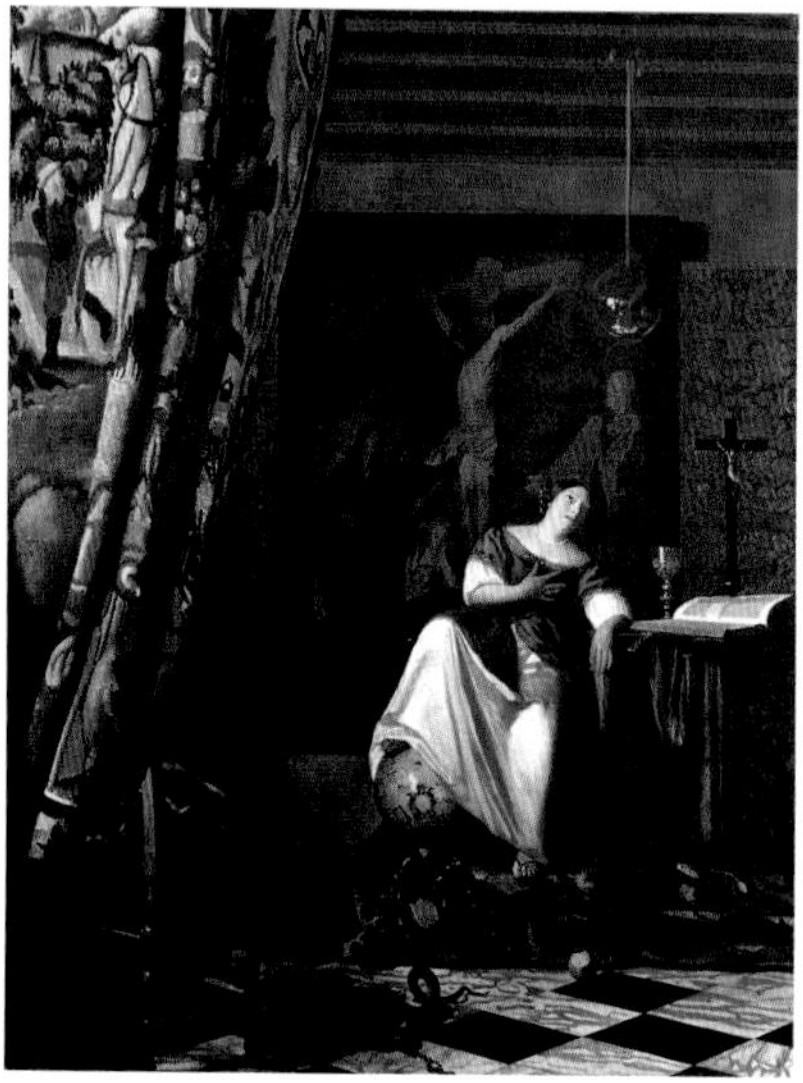

図 7-7　フェルメール《信仰の寓意》
1670-72年頃　メトロポリタン美術館

れていたフェルメールは、ヨーロッパに先駆けて次々に購入されたのである。

　同じころ、西洋ではスペインの画家エル・グレコも再評価され始めていた。スペインを代表するこの巨匠も、没後は長らく半ば忘れられた存在となっていた。二十世紀初頭、その芸術が表現主義の先駆にして現代的であるとして、ピカソをはじめ前衛的な芸術家に称賛されるようになった。そしてアメリカもグレコ作品を熱心に集め、ＭＥＴは今回来日した《羊飼いの礼拝》を一九〇五年に収蔵し、グレコ隋一の風景画《トレド風景》（図7-8）や肖像画の傑作《ニーニョ・デ・ゲバラの肖像》を一九二九年に収蔵している。フリック・コレクションも二十世紀初頭にグレコ作品を二点収集しており、二十世紀初頭、美術館草創期のアメリカがグレコに注目していたことがわかる。

ちなみにわが国の大原美術館は一九三〇年の開館以来、エル・グレコの《受胎告知》を展示している。大原美術館のために作品を収集していた画家児島虎次郎が、一九二二年パリでこの作品に出会い、賢明にも大原孫三郎に購入を薦めたところ、孫三郎もすぐにそれに応じ、「グレコカエ」と電報を打ったのは有名な話だ。このときもし日本が買わなかったらアメリカの大美術館に収まっていたかもしれない。

また、今やフランス最高の画家といわれるジョルジュ・ド・ラ・トゥールも、ＭＥＴには今回来日した初期の傑作《女占い師》（図７-９、次ページ）や、《悔悛のマグダラのマリア》（図７-10、２０７ページ）といった代表作がある。《悔悛のマグダラのマリア》は別バージョンがワシントンのナ

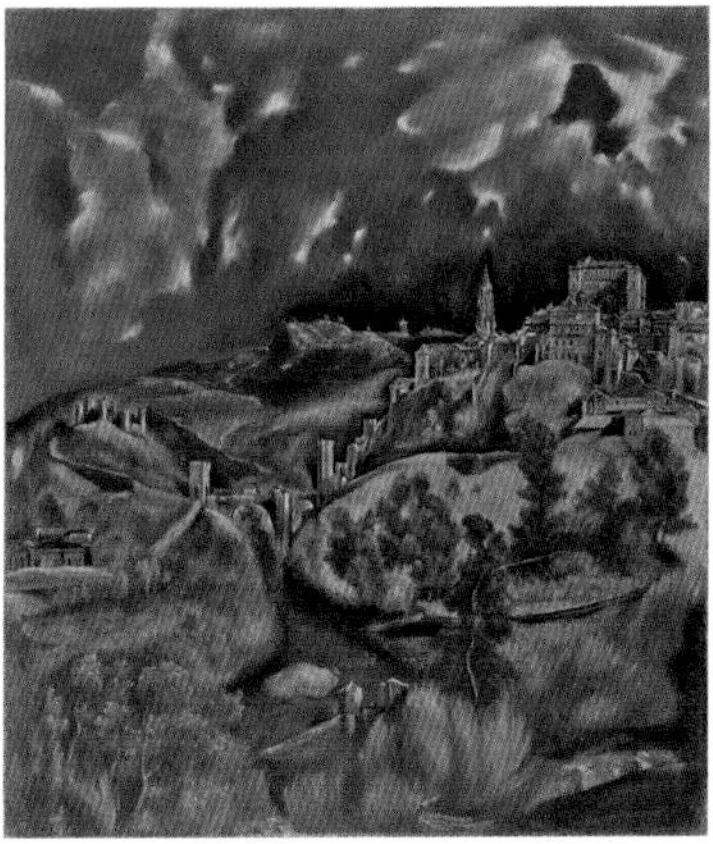

図 7-8　エル・グレコ《トレド風景》
1597-99年　メトロポリタン美術館

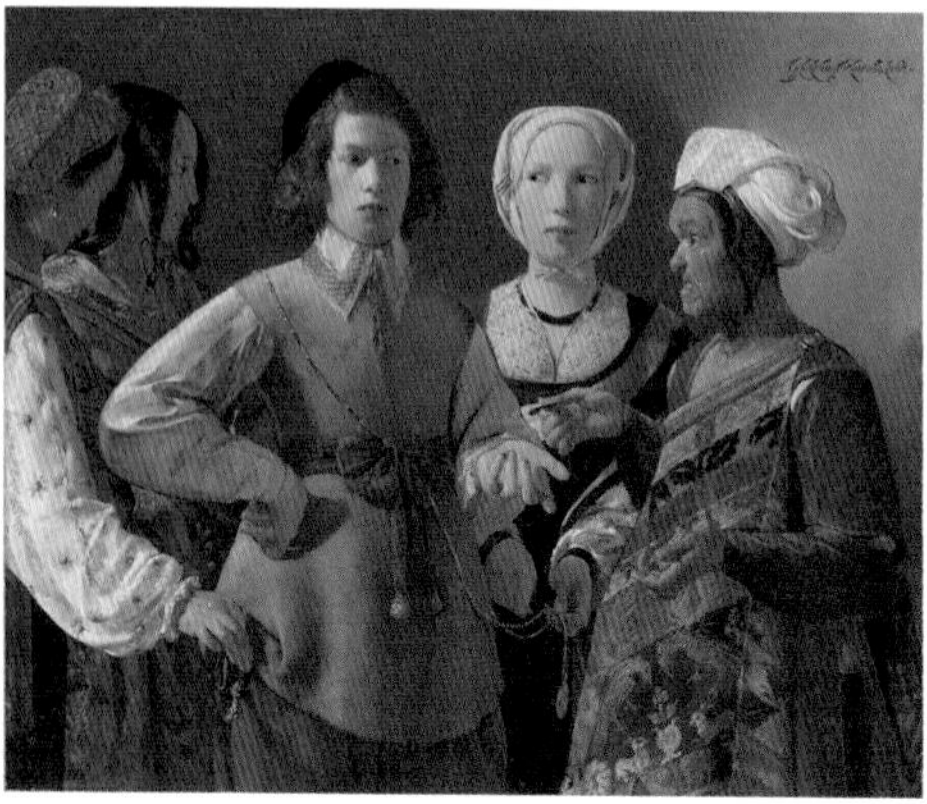

図7-9　ラ・トゥール《女占い師》
1632-35年　メトロポリタン美術館

ショナル・ギャラリーとロサンゼルスのカウンティー美術館にあり、アメリカの主要美術館に三点がそろっている。このほかアメリカにはフォートワースのキンベル美術館に《いかさま師》(図7-11)があり、アメリカにおけるラ・トゥールの量と質はフランスに匹敵する。

この画家は二十世紀初頭にドイツの美術史家ヘルマン・フォスが再発見し、それまではまったく歴史の闇に沈んで忘れ去られていた。たちまちいくつもの作品がこの画家に同定され、ラ・トゥール作品を一点も持っていなかったルーヴル美術館も威信をかけて精力的に収集した。二十世紀後半、世界一の財力をつけたアメリカはこのフランス最大の巨匠の作

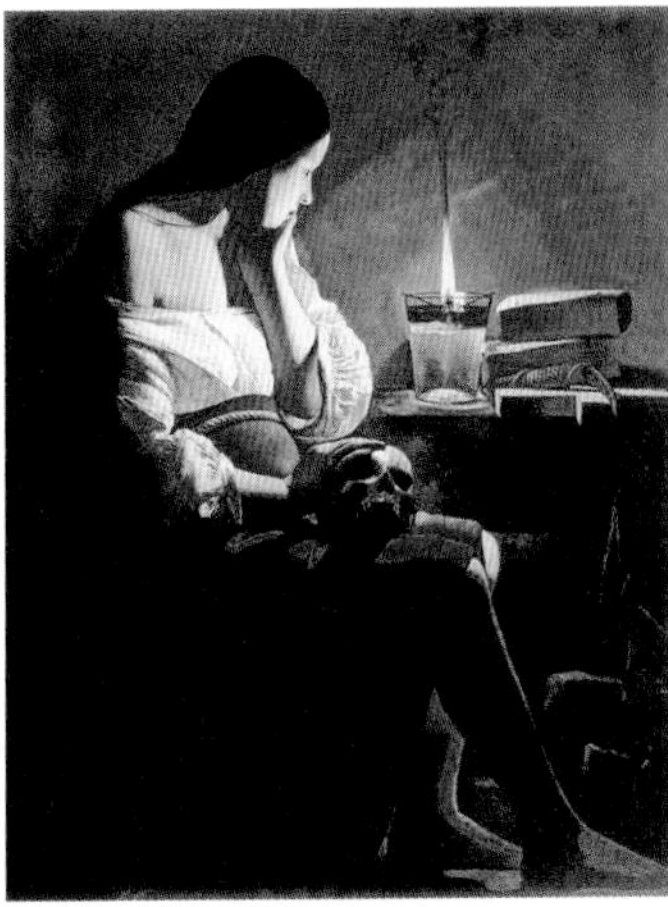

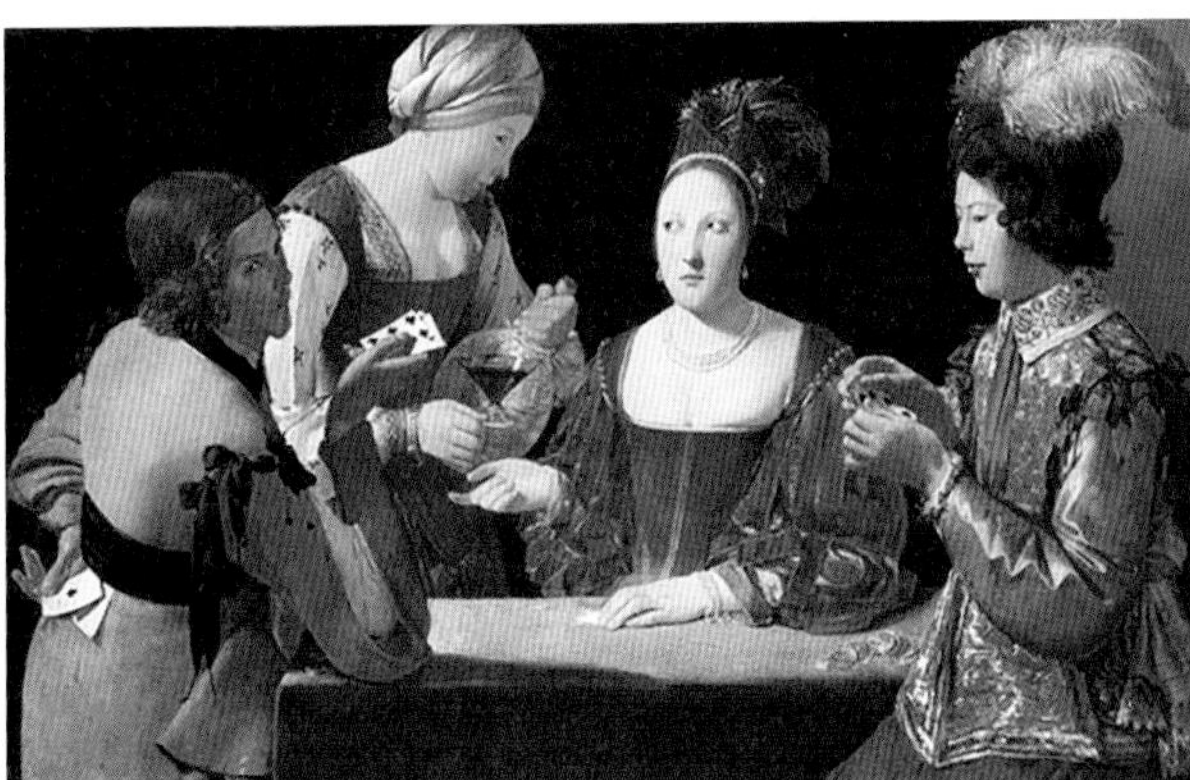

図 7-10　ラ・トゥール《悔悛のマグダラのマリア》
1638-1640年頃　ロサンゼルス、カウンティー美術館

図 7-11　ラ・トゥール《いかさま師》
1630-34年　フォートワース、キンベル美術館

品が世に出るたびに競り落とした。《女占い師》は一九六〇年、《悔悛のマグダラのマリア》は一九七八年にＭＥＴに収蔵されている。別の《悔悛のマグダラのマリア》をワシントンのナショナル・ギャラリーは一九六四年、ロサンゼルスのカウンティー美術館は一九七七年に購入している。キンベル美術館は《いかさま師》を一九八六年に購入している。アメリカはフェルメール大国にしてラ・トゥール大国なのだ。

一方、カラヴァッジョはフェルメール、グレコ、ラ・トゥールとちがって、歴史上忘れられたことは一度もなかった。といっても高く評価されていたわけではなく、生前から一貫して悪名高い画家であった。彼は自然主義の祖とされていたが、デッサンや古典を無視したとして、西洋のアカデミズムの中では悪しき見本として反面教師のように扱われていたのだ。

十九世紀末から二十世紀初頭にかけて、カラヴァッジョは保守的なアカデミズムに反旗を翻した最初の前衛画家だと評価されはじめたが、多くの批評家や収集家は冷淡であった。アメリカのユダヤ系美術史家で鑑定家のバーナード・ベレンソンは、イタリア美術史を体系化した偉大な美術史家であったが、カラヴァッジョを反古典的で不恰好だとし、酷評した。ワシントンのナショナル・ギャラリーをはじめ、アメリカのイタリア・ルネサンスのコレクションの多くは、このベレンソンの仲介によって収集されている。ジョルジョーネ、ロレンツオ・ロット、サセッタといったアメリカで充実しているルネサンスの画家たちは、みなベレンソンがこよなく愛した画家たちであった。アメリカのカラヴァッジョ収集が遅れた責任の一端は、ベレンソンに嫌われたことにあるといえよう。

また、一九三〇年から翌年にかけて、ソ連政府は財政の逼迫からサンクトペテルブルクのエルミタージュ美術館の美術作品を海外に売却した。このとき、ラファエロの《アルバの聖母》（図7-12）や先に見たファン・エイクの《受胎告知》（図6-11、181ページ）といった

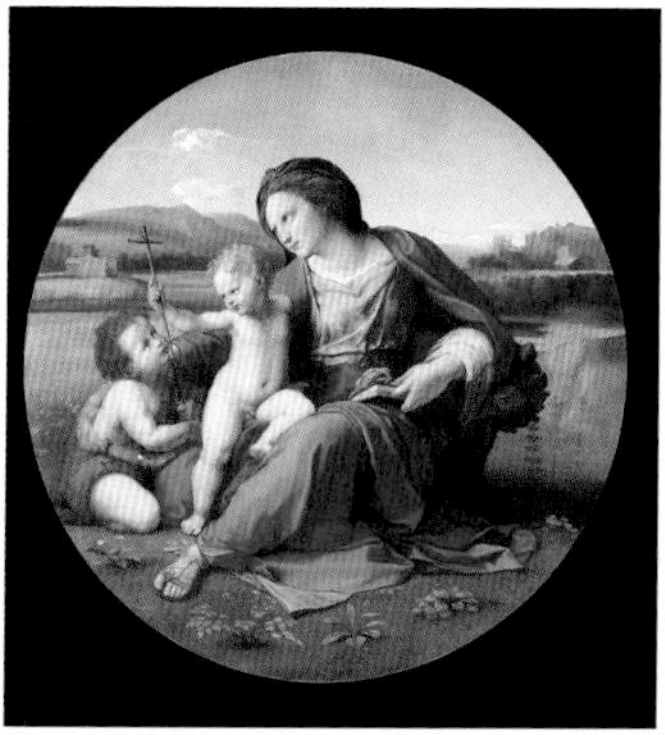

図 7-12　ラファエロ《アルバの聖母》
1510年頃　ワシントン、ナショナル・ギャラリー

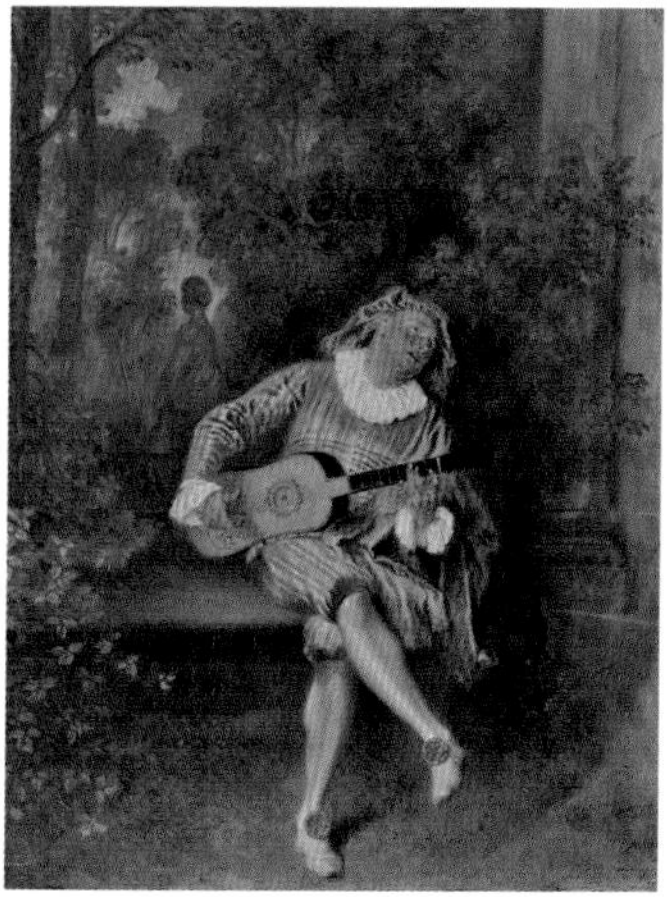

図 7-13　ワトー《メズタン》
1718-20年頃　メトロポリタン美術館

名画二十一点をアメリカの実業家アンドリュー・メロンが購入してアメリカ政府に寄付、それがワシントンのナショナル・ギャラリーの中核となった。

このときのソ連政府の「たたき売り」で、METにもファン・エイクの《最後の審判》や今回来日したワトーの《メズタン》(図7-13、前ページ)などが入った。

エルミタージュ美術館には、カラヴァッジョがジュスティニアーニ侯のために描いた初期の傑作《リュート弾き》(図7-14)があったが、これが購入されなかったのは不思議である。この作品は今でもロシアの誇る巨大なエルミタージュ美術館でも一、二を争う名作であるが、一九三〇年代のアメリカの収集家の気を引かなかったのだろうか。あるいは、エルミタージュ美術館の専門家がこの絵を尊重し、あえて売却作品のリストに入れなかった可能性もある。

カラヴァッジョ自身がこの名画の数年後に最初のパトロン、デル・モンテ枢機卿のために描いたバージョンがMETに寄託されているが(《リュート弾き》図7-15)、残念ながらエルミタージュのものに比べて同じ画家の手になるとは思えないほど魅力に欠けた作品だ。

エルミタージュ美術館の《リュート弾き》は、カラヴァッジョによる初期少年像の最高傑作であり、初期の作品を特徴付ける精妙な静物描写(卓上の果物には水滴が光っている)と後の宗教画の特色となる劇的な明暗法(背後の斜光線など)が融合した唯一の作品だ。

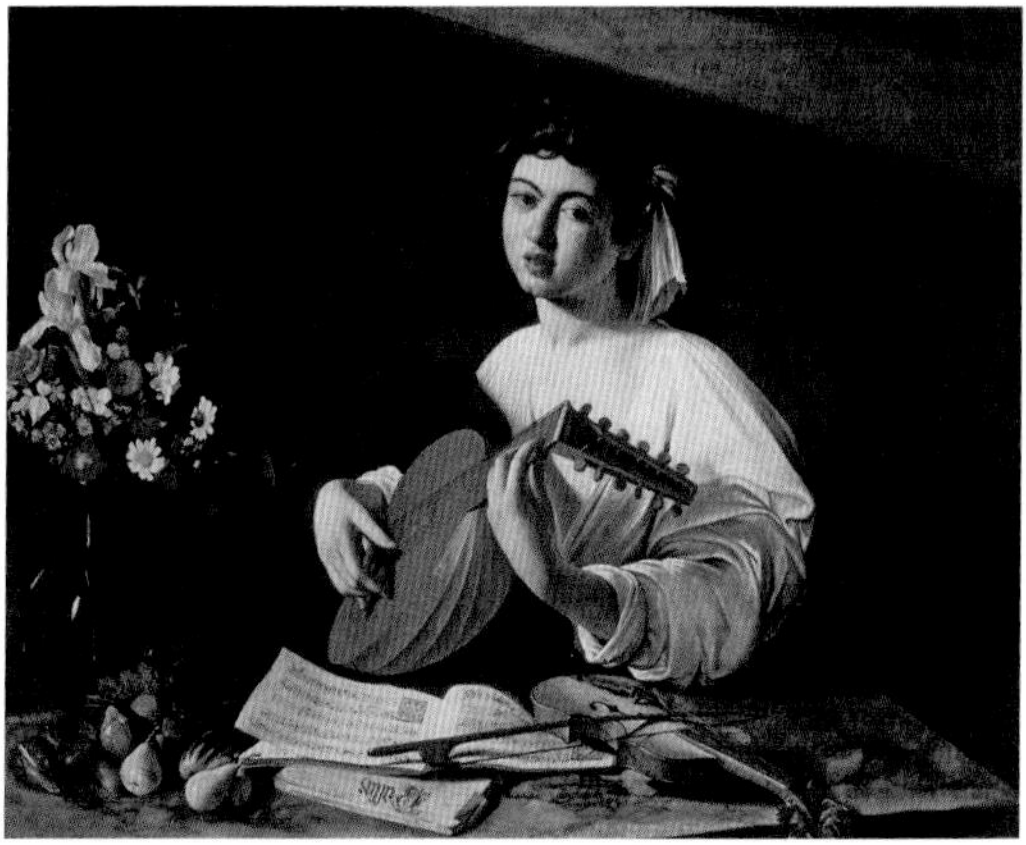

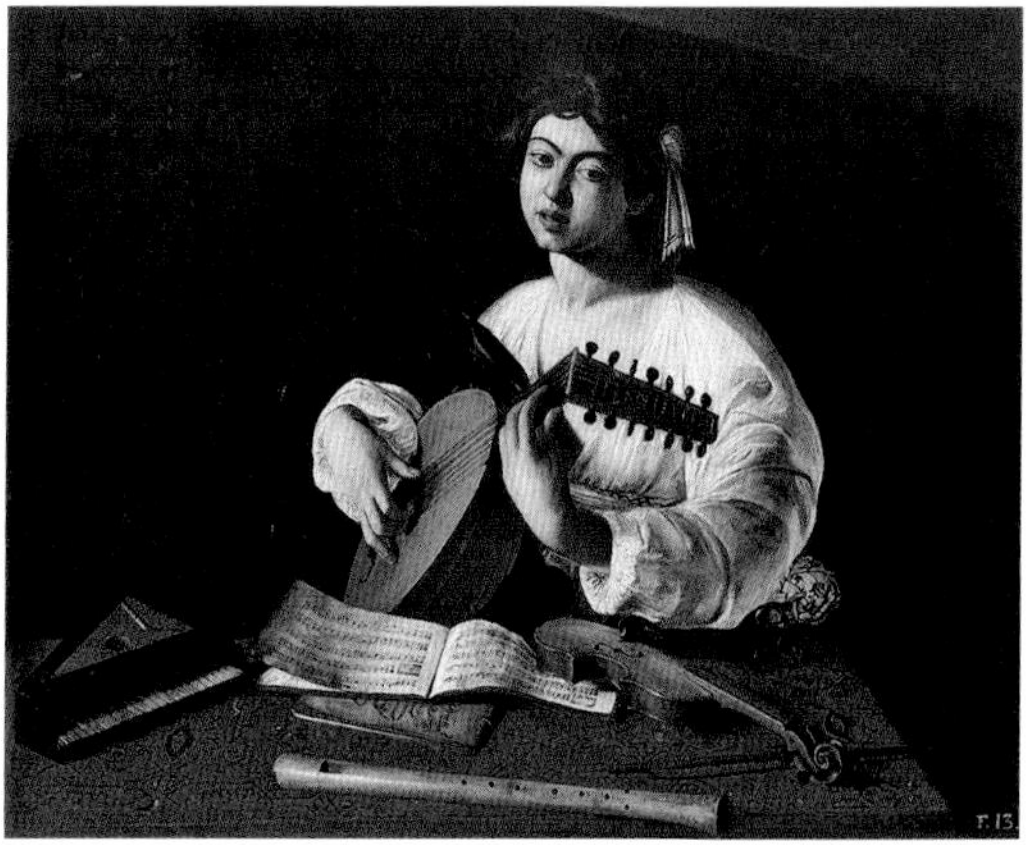

図7-14　カラヴァッジョ《リュート弾き》1595年頃
サンクトペテルブルク、エルミタージュ美術館

図7-15　カラヴァッジョ《リュート弾き》1596-97年頃
メトロポリタン美術館寄託

私はこの絵をあちこちで見たが、展示空間によって見え方が異なり、その都度強い印象を受けた。エルミタージュ美術館では窓のすぐ近くに展示されているため、外光が画面に反射して見づらかった。カラヴァッジョ展の行われていたベルリンのアルテスムゼウム（旧博物館）やパリのジャックマール＝アンドレ美術館では、少し暗い部屋に展示されていたが、少年とその周囲の空間には驚くほどの実在感があり、絵の前に立っていると実際に少年が目の前で歌っているような感覚に襲われた。このような名画が、何度も繰り返しエルミタージュ美術館展が開催されている日本には一度も来たことがないのは残念である。

イタリア最大の美術史家ロベルト・ロンギはカラヴァッジョを高く評価して次々に真作を発見し、一九五一年にミラノで大規模なカラヴァッジョ展を開催した。これによってカラヴァッジョの評価は確立し、世界中で研究されることになった。一九八五年にナポリとニューヨークで開催された「カラヴァッジョの時代」展は、今年勇退したＭＥＴのヨーロッパ絵画部長キース・クリスチャンセンがイタリアの美術史家ミーナ・グレゴーリとともに企画したもので、一九五一年のときほどではないが、世界中のカラヴァッジョを可能な限り集め、大変な評判を呼んだ。私はこの展覧会には行けなかったが、そのころカラヴァッジョで卒業論文を書こうと決めたところ、指導教官の高階《たかしな》秀爾《しゅうじ》先生がこの展覧会のカタログを貸してくれたので、熱心に読んだものである。このクリスチャンセンが後に《聖ペテロの否認》を収集し、ロシアとは別の《リュート弾き》も真筆であることをあきらかにしたのである。

その後カラヴァッジョ人気は上昇し続け、没後四百年にあたる二〇一〇年には、ローマでの大展覧会をはじめ、関連書籍や伝記映画なども次々に出て話題となった。その人気は今も止まるところを知らず、毎年のようにこの画家の名前を冠した展覧会が世界各地で開催されている。それは少し前のフェルメールと似た現象だといってよいが、フェルメールと同じく、カラヴァッジョも西洋美術で群を抜いて人気のある巨匠として世界で定着したようだ。美術史的な研究も、かつてのミケランジェロ以上に深く広がりを見せており、今や美術史でももっとも重要な研究対象となっている。

カラヴァッジョの現存する真筆作品は約五十点ほどであり、決して多くはない。そしてカラヴァッジョの主要な作品は二十世紀までにすでにヨーロッパの美術館に収蔵されており、フェルメールやラ・トゥール作品のように市場に出ることはほとんどなかった。そのため、アメリカにはカラヴァッジョの作品が少ないのである。

やはりカラヴァッジョの作品はイタリアで見るに限る。カラヴァッジョの作品の力は、本やネット画面で見ても多少伝わるが、本物を見ると、その光や色や大きさによっていやおうなく作品に巻き込まれ、えもいわれぬ迫力に打たれるのだ。私はそれを「カラヴァッジョ体験」と呼ぶが、美術館にあるものよりも、当初から作品が設置されていたローマやナポリやマルタの教会で見るのが最上である。薄暗く静かな礼拝堂にたたずむカラヴァッジョの作品は、四百年の時を超えて今も私たちに語りかけてやまない（図7 - 16）。

だが、それを別にすれば、ニューヨークは世界一刺激的な都市であり、イタリアとはまったくちがった現代的な魅力にあふれている。そこにMETという巨大な美術の殿堂があるゆえに、ニューヨークの美術家たちはそこから尽きせぬ霊感を受け、二十世紀のアメリカの現代美術が大きく発展したのである。

ピッツバーグからニューヨークに出てアーティストを目指したアンディ・ウォーホルも、二〇一九年に私が森アーツセンターでの大規模な展覧会の日本版の監修をしたジャン＝ミシェル・バスキアも、ニューヨークでMETから多くの霊感を受けて自らの芸術の大きな養分にしている。ニューヨークは今なお世界中の才能を集め、最先端の美術が生成する状況を肌で感じることができる随一の都市だ。その中心にあるメトロポリタン美術館は、西洋の最良の芸術を現代的な活力のただ中で味わえるオアシスであるといってよい。

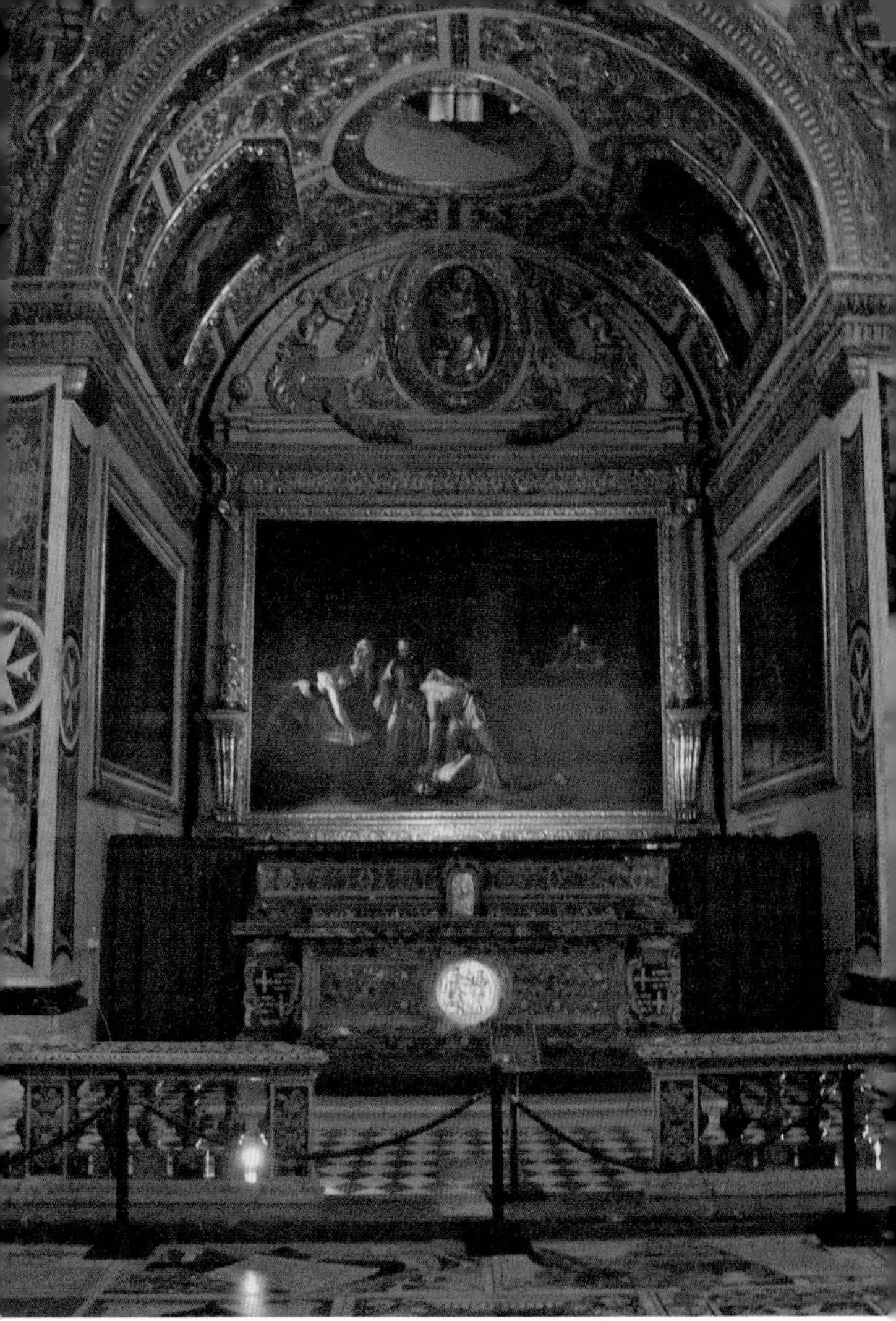

図 7-16　カラヴァッジョ《洗礼者ヨハネの斬首》
1607年　ヴァレッタ（マルタ）、サン・ジョヴァンニ大聖堂

大阪中之島美術館の開館

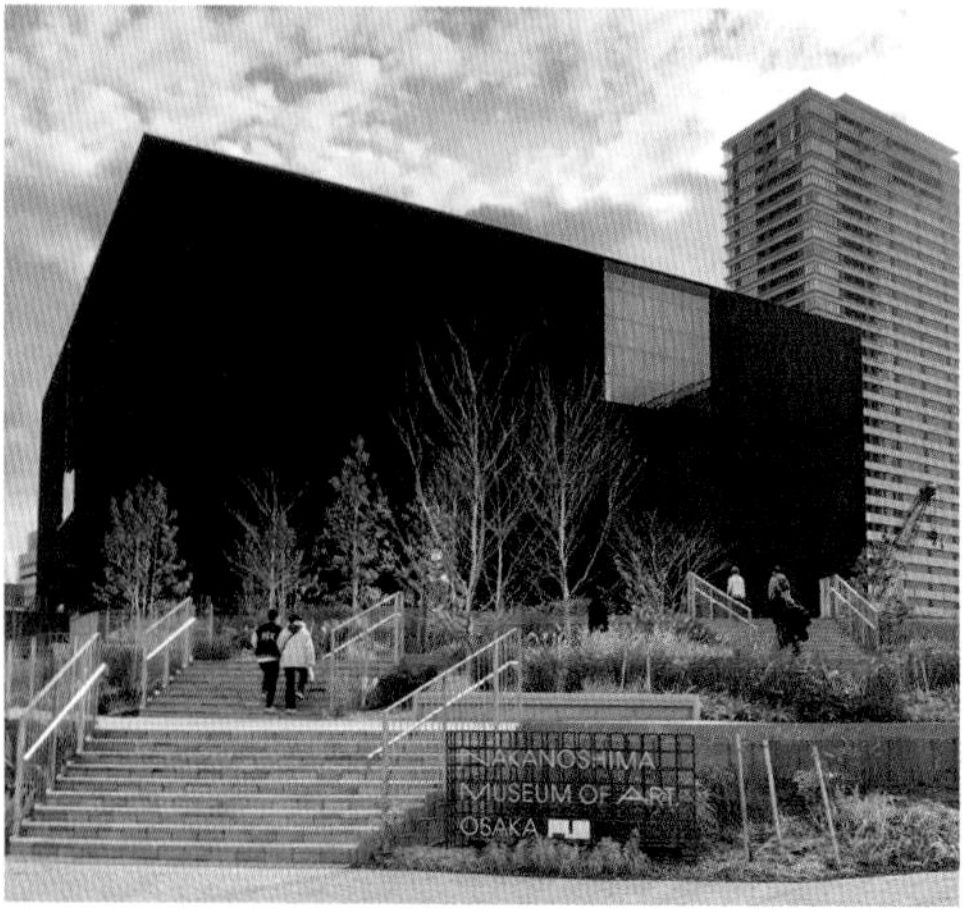

図7-17　大阪中之島美術館

二〇二二年二月、大阪中之島美術館がようやく開館した（図7‐17）。三十年間の準備室というのは世界でも例がないだろう。開館を待ち望んでいたというより、あまりに長すぎてもう永遠に開館しないように感じられたほどである。一九八九年に私が兵庫県立近代美術館の学芸員になってまもない頃、この準備室が生まれ、その後、心斎橋に分室ができたり、南港の大阪市のビルで収蔵品の一部をお披露目したりしたため、その収蔵品はかなり前から知られてはいた。

国立国際美術館の横にそびえ立つ漆黒の

巨大な箱型の建物は、遠方からも目立つ中之島の新たなランドマークとなった。広い展示室は天井が高く、シンプルな動線で見やすい。ただし、常設展示室がないのは残念である。

開館記念展「Hello! Super Collection 超コレクション展―99のものがたり―」は、今まで何度か各地で断片的に展示されてきたこの館の主な所蔵品が一堂に会して壮観であった。

大阪の近代美術は、今まで体系的に展示される場がほとんどなかった。明治以降の日本美術は、東京画壇と京都画壇に分けて考えられていた。大阪は、大正から昭和にかけて東京を抜いて日本一の人口を誇り、大大阪と称されたが、その美術については意外に知られていない。この展覧会は、大阪が近代日本の美術の中心地のひとつでもあったことを教えてくれる。

またこの都市は多くの画家たちによって描かれてきた。池田遙邨の《雪の大阪》（図7-18、次ページ）は、一九二八年二月十一日、珍しく大雪の降った大阪中之島の景色を情感豊かに描き、同年の帝展で特選となった名作。沿岸にはモダンなビルと瓦屋根が混在しており、近代都市へと急速に発展しつつある大阪の姿が克明に写されている。小出楢重《ならしげ》や国枝金三の中之島風景とともに、こうした水都の風景はもっと知られてもよいだろう。

海外の美術工芸も充実している。モディリアーニをはじめ、ダリ、マグリット、ボッチョーニ、ジャコメッティなど、二十世紀前半のヨーロッパの重要な美術と工芸、二十世紀後半

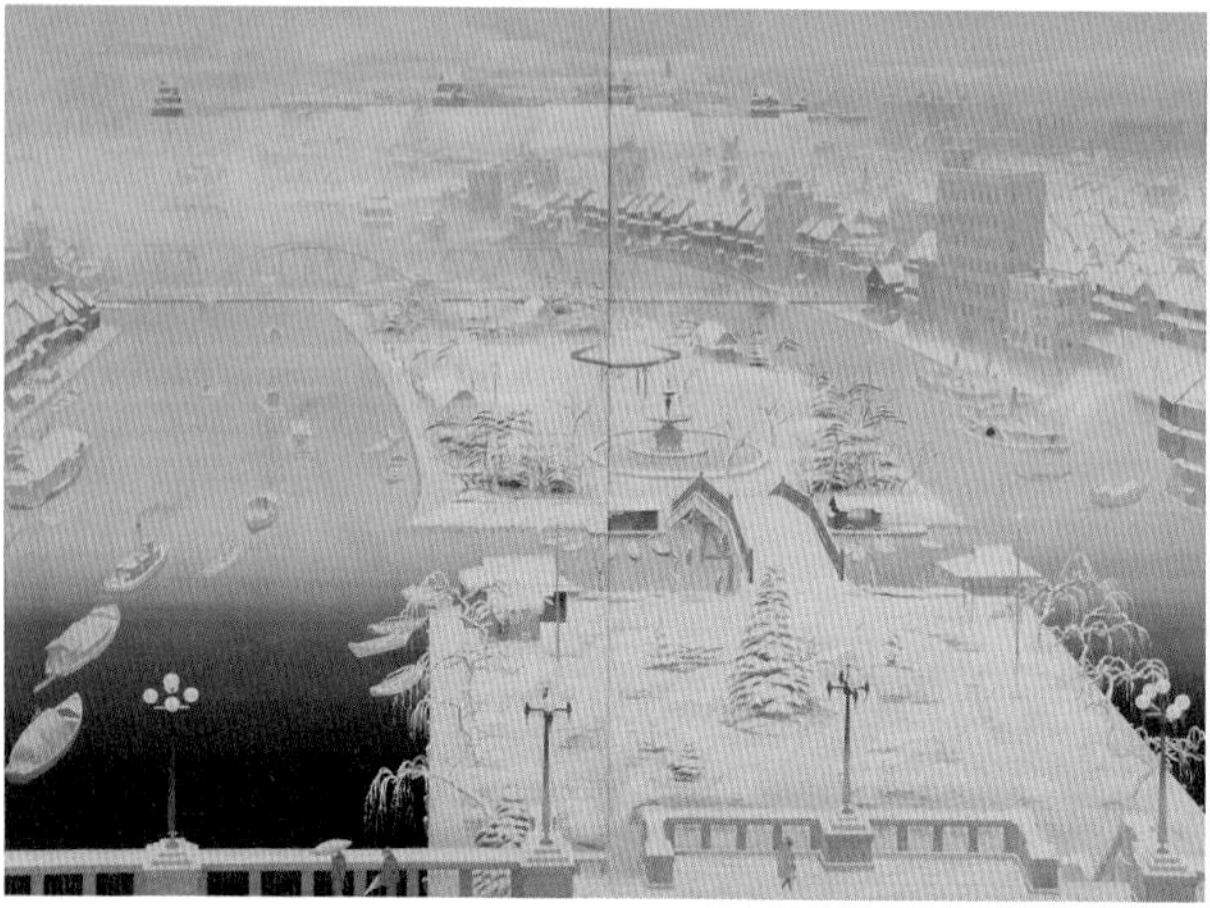

図7-18　池田遙邨《雪の大阪》1928年　大阪中之島美術館

のアメリカの現代美術の主要な美術家がそろっている。一九六〇年代のカラー・フィールド・ペインティングを代表するモーリス・ルイスの大画面（図7-19）は、奇しくも当時流行していたコロナウイルスと同じ《オミクロン》というタイトルを持つ。ミニマル・アートの始まりを告げて最近没したフランク・ステラのブラック・ペインティングや、近年評価と価格が急上昇しているジャン＝ミシェル・バスキアの作品もあって見ごたえがある。

これらは主に一九八〇年代後半から九〇年代にかけて高額で購入したものだ。当時の日本はバブル景気のただ中にあり、各地に新たな美術館が建てられて競って

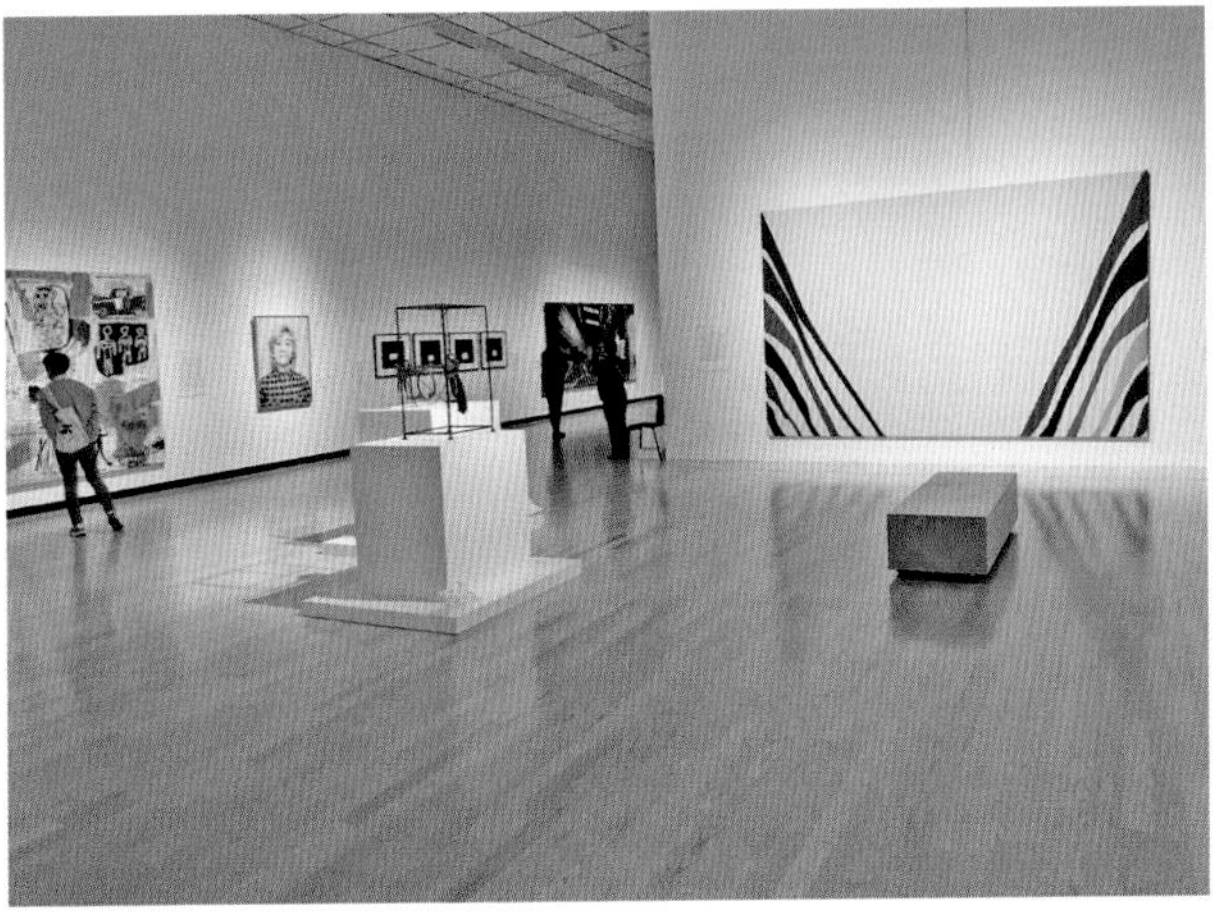

図 7-19　大阪中之島美術館展示室
右がモーリス・ルイス《オミクロン》1960年

高額の美術作品を買いあさった。中でも大阪市はもっとも潤沢な財源を有し、獲得した高額作品はしばしば話題となったものである。当時は批判もあったが、あの時代だからこそ買えた貴重な作品が多いのもたしかだ。それらはこの美術館の展示室で、ようやくあるべき場所に収まって落ち着いているように見えた。

星野画廊と「少女たち」展

二〇二三年夏に京都文化博物館で開催された「少女たち」展は、京都の星野画廊のコレクションから、女性像を集めた展覧会であった。京都神宮道に店を構える星野画廊は、星野桂三氏が五十年前に設立し、日本近代絵画を専門に扱う画廊である。星野氏は万美子夫人とともに、歴史に埋もれた美術家や作品を積極的に発掘し、世に紹介してきた。

洋画では、京都洋画の先駆者、田村宗立《そうりゅう》や伊藤快彦《やすひこ》、前述の櫻井忠剛のほか、黒田重太郎、笠木治郎吉など、日本画では今回のメインビジュアルになっている岡本神草《しんそう》をはじめ、久保田米僊《べいせん》、甲斐荘楠音《かいのしょうただおと》、秦《はだ》テルヲ、不染鉄《ふせんてつ》など、氏が発掘していまや日本近代美術史には欠かせない巨匠となっている画家は非常に多い。有名な美術家や評価の定まった作品ではなく、人々が知らない忘れられた美術家や作品を見出した功績はきわめて大きい。

氏は作品の発掘だけでなく、その周辺の資料も収集・整理し、研究の基礎を築いてきた。同時に、収集した作品や資料を全国の美術館に気前よく貸し出し、学芸員の研究を応援してきた。およそ日本近代美術を扱う学芸員で、星野氏にお世話になっていない者はいないとい

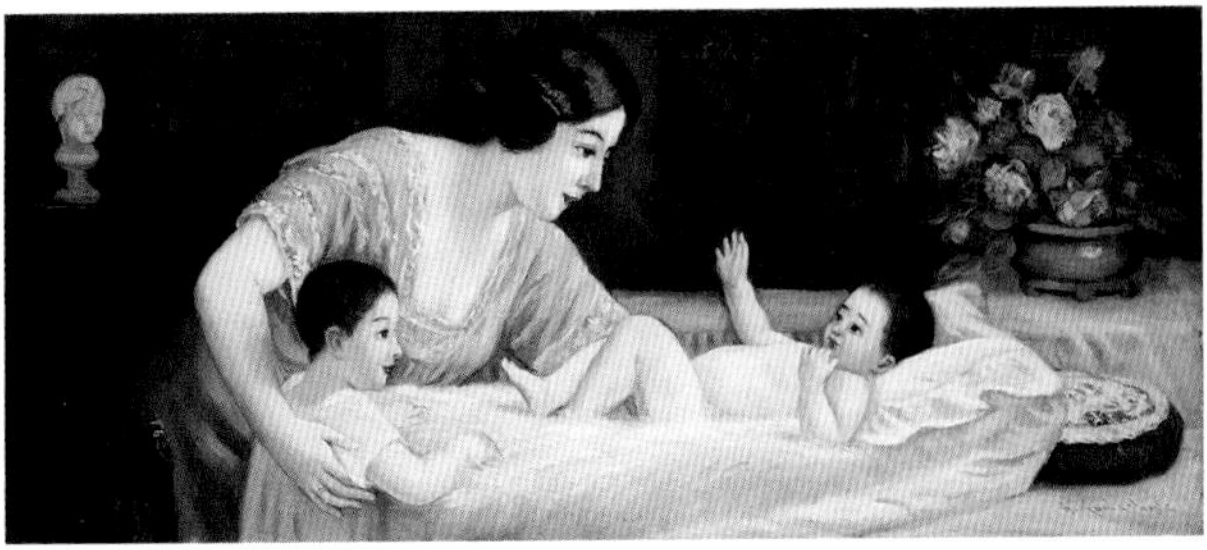

図 7-20　桑重儀一《母子像》1926-30年　星野画廊

ってよいだろう。私も氏には長年お世話になってきた。

今回の展覧会は、「少女」と銘打っているが、少女だけでなく、舞妓や娼婦、母子像などまで含めたものである。星野氏のコレクションらしく新奇なものばかりで、知らない画家の作品や作者不明のものも多かった。

たとえば、アメリカで美術を学び、フランスで活躍した桑重儀一の《母子像》（図7-20）。星野氏の調査によればフランスの石版画を基にしているというが、女性も子どもも日本人の顔に修正されており、素朴な味わいがある。日本ではすっかり忘れ去られた渡欧画家に注目して発掘したのも星野氏の重要な功績である。

二世五姓田《ごせだ》芳柳《ほうりゅう》の《農村のまひる》（図7-21、次ページ）は、この画家の得意とした絹本に陰影を施した和洋折衷の技法で、木陰で涼む農民一家を描いている。農作業の途中で休憩しているというよりは、行商の途中で休息している

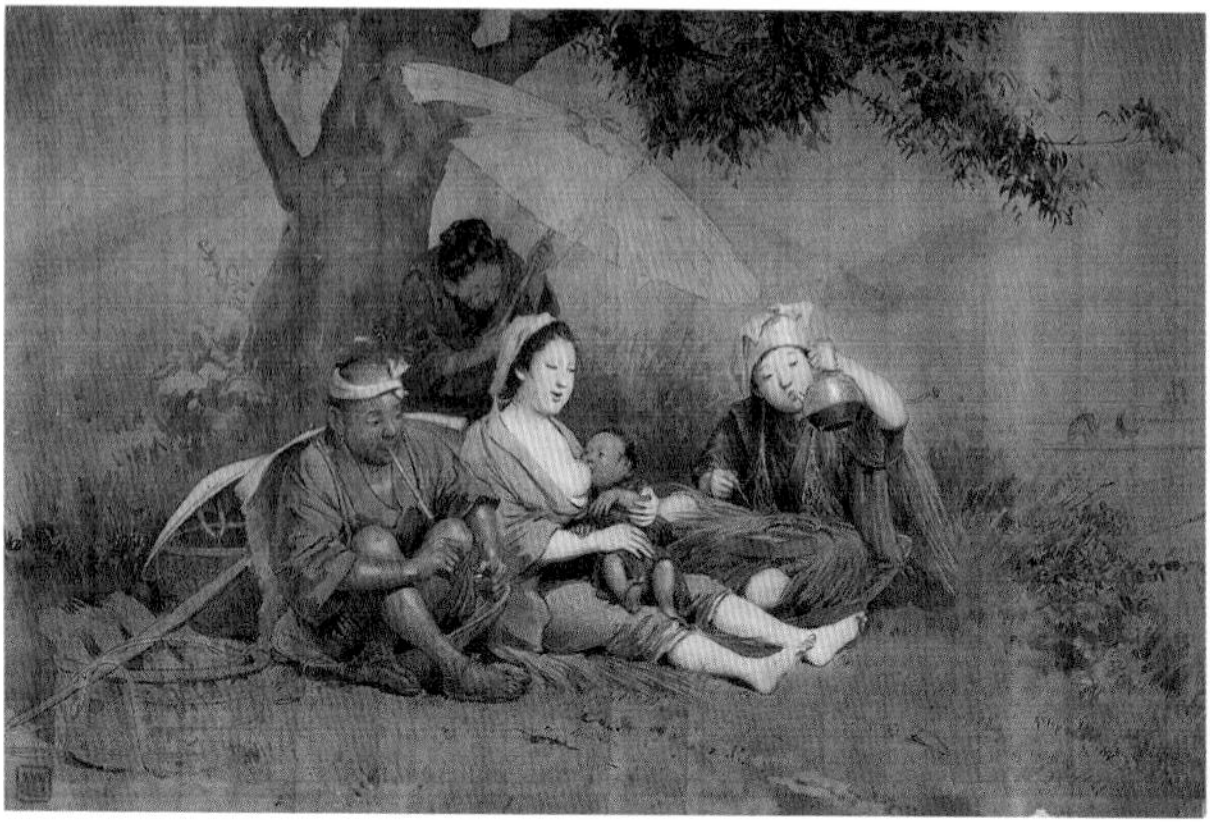

図 7-21　二世五姓田芳柳《農村のまひる》1890年代　星野画廊

ようだ。この構成やモチーフは、聖家族の登場するキリスト教美術の伝統的な主題である「エジプト逃避途上の休息」にほかならない。二世芳柳は、どこかでこうした画像を目にし、日本の風俗に置き換えたのだろう。授乳する母親は足を投げ出しているが、このポーズはいかにも西洋的である。こうした珍しい作品はいずれも星野氏の慧眼《けいがん》が見出したものである。

　日本近代美術は混沌とした大海のようであり、いまだ発見を待っている珠玉の作品に満ちているのを感じた。この展覧会、暑い京都にわざわざ見に行く価値は大いにあった。

消えゆくヌード彫刻

先日、ＮＨＫの「チコちゃんに叱られる！」という教育番組に出演した。この回は、「彫刻はなぜ裸なの？」という問いについてゲストらが回答するというもので、それに関して解説したのであった。最初にこの企画を聞いたとき、彫刻は裸とは限らないので、せめて「彫刻に裸が多いのはなぜか」に変えてもらおうとしたが無理であった。どうやら制作側は、彫刻＝裸だと思い込んでいたらしく、ヌードについても何の知識もないようであった。

そこで、日本には屋外に女性ヌード彫刻が多くてそれが芸術だと思われているが、そんな国は他にないと説明して、その話題を採り入れてもらった。撮影スタッフは、東京都内の外国人観光客にインタビューし、街角にある女性ヌード彫刻についてどう思うか聞いて回った。予想通り大半の人は、「ありえない」「変だ」というものであった。番組では使われなかったが、「まあいいのでは」という意見もちらほらあり、それはイタリアやフランスの人だったそうだ。たしかにイタリアやフランスには、半裸の女性の擬人像やニンフがいる噴水などがあり、さらに芸術全般に寛容だということもあろう。ところが英米オーストラリアなどプロテスタント圏の国では、屋外でヌードを見ることはほとんどなく、外に置かれたヌードに違和感を抱くのは当然である。欧米では、ヌードは芸術であっても、美術館などしかるべき場所に限って見られるべきものなのだ。屋外にヌード彫刻がこれほど多いのはまちがいなく日本のみである。

ヌードとは単なる裸ではなく、人に見せるために美化された裸体のことである。イギリスの美術史家ケネス・クラークは、名著『ザ・ヌード』において、ヌードは西洋美術で古代から脈々と受け継がれた芸術であるとして、裸体（ネイキッド）と峻《しゅん》別《べつ》した。日本には長らくネイキッドはあったが、肉体を美的な対象とするヌードは存在しなかった。明治期に西洋からヌードという概念が流入し、美術のテーマとなったが、社会はそれを単なる裸と区別できず、政府もヌードの公的な展示を禁じた。

それが戦後になって表現の自由として解禁され、反動のようにヌードが氾濫してしまったのである。戦後、撤去された軍人像の台座などに女性ヌードが設置されはじめると、それは平和の象徴として全国に普及し、人々はさして違和感を抱くことなく、芸術として受け入れてきてしまった。

日本人がいかにヌードを受け入れ、あるいは反発し、流行させるにいたったのか、またヌード以前に日本に存在した単なる裸体の表現はヌードとは別に、ときには融合して存続したのではないか。また、日本の刺青（入れ墨）は世界最高だとされ、外国から熱いまなざしを注がれてきた。幕末に大流行した刺青は明治初頭に多くの外国人によって日本を代表する芸術だと称賛され、さかんに記録された。しかし、現代では裏社会の象徴として否定的なイメージを与えられている。裸体が芸術となったヌードと、裸体の上に施された芸術である刺青とはどのような関係にあるのか。

そんな問題意識から、二〇〇八年に『刺青とヌードの美術史』（ＮＨＫブックス）という本を書いた。それから十六年たち、屋外のヌード彫刻は邪魔者扱いされるようになり、刺青はますます隠される傾向にある。そこで最近この本を増補改訂し、最近のヌードと刺青にまつわる話題も加えてアップデートをはかり、兄貴分の木下直之氏のすばらしい解説もいただいて、『日本の裸体芸術』（ちくま学芸文庫）として刊行することができた。

神戸市は宇部市に次いで彫刻設置事業にもっとも積極的な都市であり、彫刻を用いた街づくりに励んできた。その結果、他の都市以上に町中に女性ヌード彫刻が乱立している。

その多くが彫刻家の新谷琇紀《ゆうき》によるものである。彼は兵庫県や神戸市の文化賞をいくつも授賞し、神戸女子大学の教授も務め、二〇〇六年に亡くなった。父の新谷英夫や妹の新谷英

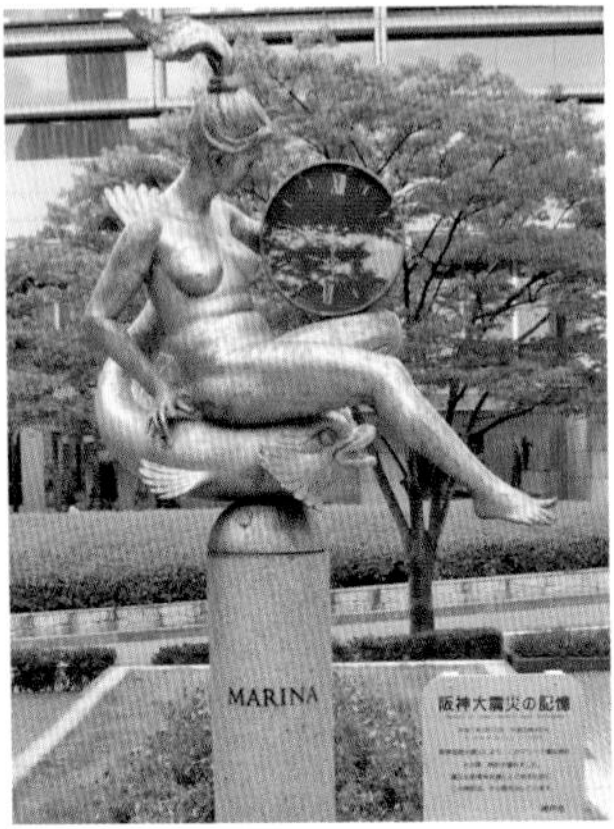

図 7-22　新谷琇紀《MARINA》
1976年　神戸市役所前

子も似たようなヌード彫刻を多く作っており、やはり県内のあちこちに設置されている。

三宮駅の山側の広場には、女性のヌードを二体、縦にくっつけた巨大な《ＡＭＯＲＥ》という彫刻が建っている。また、神戸市役所前にある《ＭＡＲＩＮＡ》（図7‐22）は、イルカに乗る裸の女性が大きな時計を抱く彫刻である。一九九五年の神戸の大震災で倒壊し、その後、震災の起きた5時46分で止まった時計を抱いた状態で再建され、その下には「阪神大震災の記憶」という大きな説明板が設置された。震災によってこの彫刻は新たな意味を与えられたのである。

しかし、こうしたヌード像は、近年は女性蔑視の象徴と批判され、工事や修繕に伴って撤去されるようになった。阪急三宮駅前にあった《ＡＬＢＡ》（図7‐23）という新谷の彫刻は、アクロバティックな姿勢をした女性ヌードで、「神戸市民にもっとも愛された彫刻」といわ

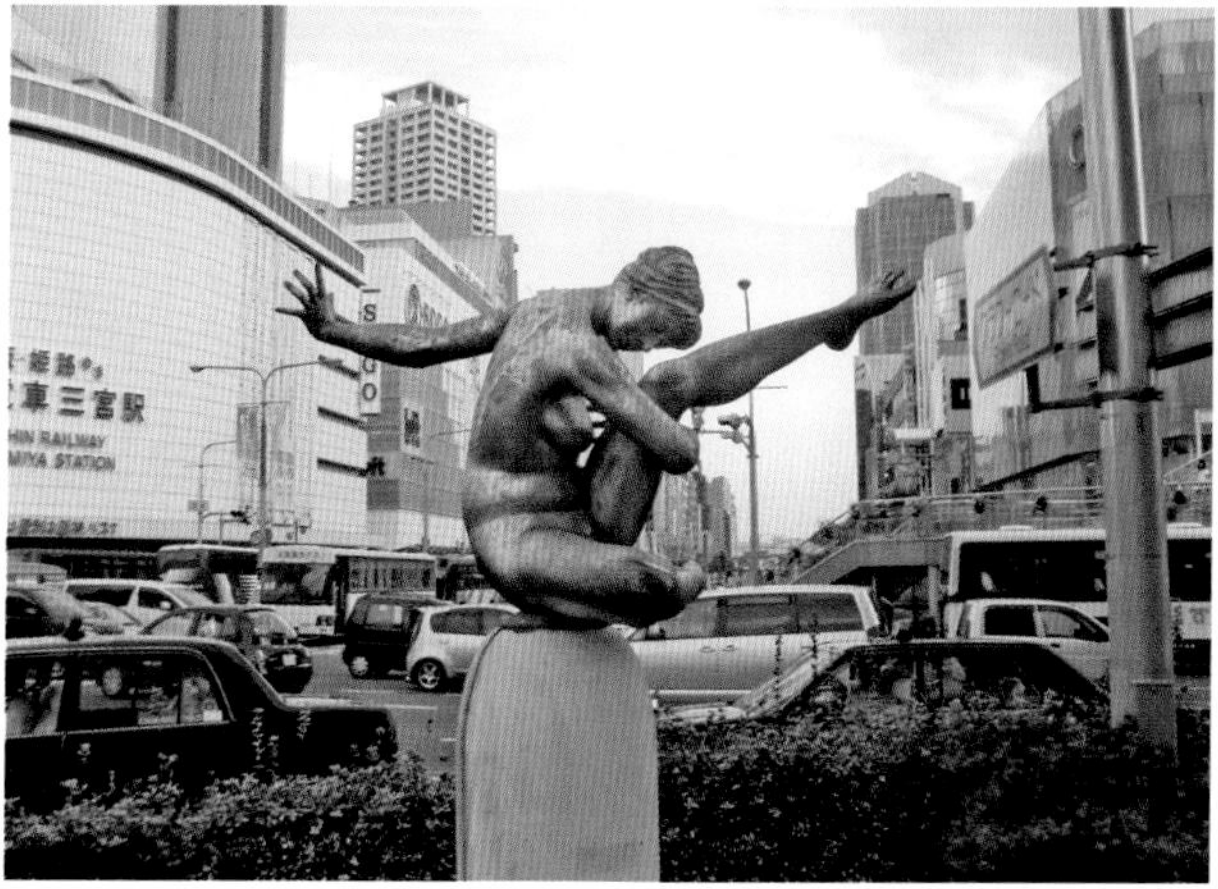

図 7-23　新谷琇紀《ALBA》1985年　神戸三宮

れてきた。大震災のときに倒壊し、ただちに修復されて再び設置されたものの、十年ほど前に三宮駅の再開発に伴って撤去されてしまった。

一九七八年に宝塚市のライオンズクラブが宝塚大橋に設置したやはり新谷の《愛の手》（図7-24、次ページ）は、大きな手のひらの上に裸の女性が走るような姿勢で立つものだが、設置当初には非難された。宝塚市の広報誌が、「男性の手のひらで、女性が大空に向かって人類に愛の手をさしのべている姿」と紹介したことから、市内の市民団体が「女性蔑視」「男女平等をうたう憲法の精神に反する」と設置反対運動を展開したのである。

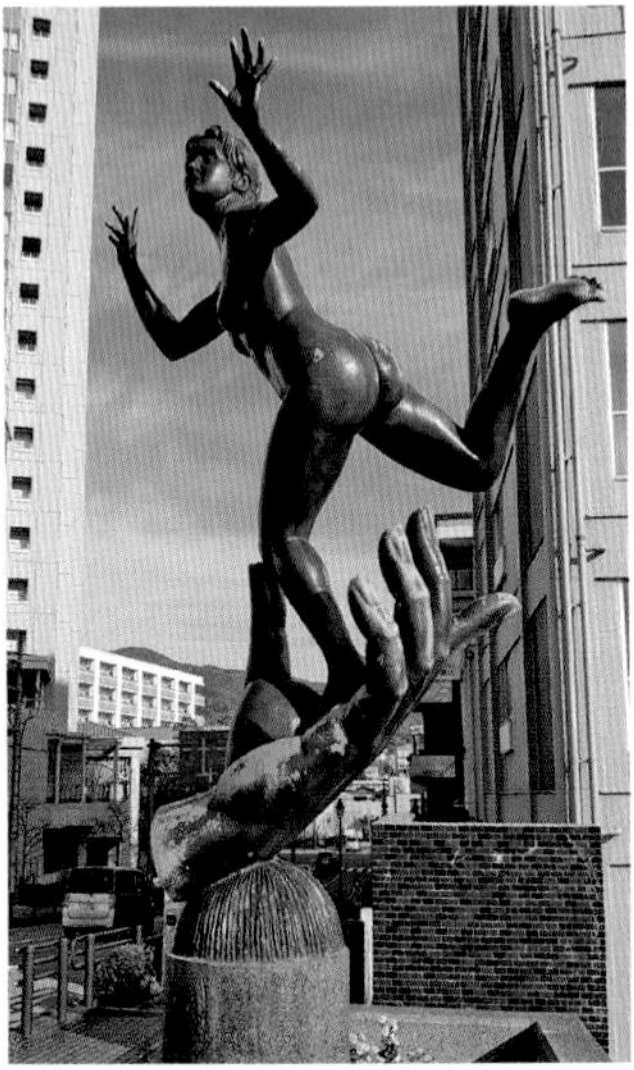

図 7-24　新谷琇紀《愛の手》
1978年　宝塚大橋

二〇二一年、この橋の大規模補修工事が行われる際、像は撤去されたが、像を再設置するかどうか市民の賛否が分かれた。四十年以上にわたって多くの人々の目に触れたこの像は宝塚の景観の一部となっているという擁護の声も多かったが、結局、補修工事が終わっても再設置されていない。

屋外のヌード彫刻はたしかに異様ではあるが、その多くはすでに日本の風景の一部として同化し、なじんでいるものも多い。徐々に減りつつあるのは少し寂しい感じもする。

美術と訴訟

美術作品の多くは経済的価値のあるものなので、それをめぐる争いはたえなかった。現在でも美術をめぐる訴訟は各地で行われている。島田真琴『アート・ローの事件簿』（上下、慶應義塾大学出版会、二〇二三年）は、法律の専門家が美術作品を巡る様々な裁判をいくつも挙げていて興味深い。よく知られたものも意外な事例もあり、こうしたトラブルがいかに多く、またいかに理不尽な判決が多いかに驚かされた。

贋作を売った画商の責任、ナチスによる略奪文化財の返還請求、ブランクーシの抽象彫刻が単なる「金属」とされ高関税が課されたことの争訟、ウォーホルが取り上げた歌手のプリンスの肖像画の引用元である写真の著作権をめぐる訴訟、メイプルソープ作品の猥褻《わいせつ》性をめぐる裁判など。日本の事例としては、赤瀬川原平の千円札裁判、佐伯祐三の贋作問題、フジタやピカソの図録を巡る著作権などが扱われている。

ナチスがユダヤ人から多くの美術品を略奪したことはよく知られている。こうした略奪文化財は近年になって各地で返還請求が起こされ、多くの美術作品が所有者の遺族に戻っている。しかし、ナチス憎しのあまり、ときに厳しすぎる判決が下されることもあるように思われる。映画「黄金のアデーレ」で知られる事例では、長年オーストリア国立美術館に展示されていた《アデーレ・ブロッホ＝バウアーの肖像I》（図7-25）などクリムトの作品五点を、当初の所蔵者の遺族が、ナチスに略奪されたため返還せよと訴えたもの。アメリカの連邦裁判所で訴訟し、奪還に成功した。映画ではハッピーエンドの美談に仕立て上げられていた。しかし、モデルとなったアデーレ夫人は、この絵を将来オーストリア国立美術館に寄贈してほしいという遺言を残していた。八十年にわたって大勢の観客に親しまれていた名作はアメリカに渡り、しかも遺族はすぐにそれらを売却したために、美術館に入った一点以外は見られなくなってしまった。

重要な美術作品は動産であると同時に公共性を持ち、所蔵者が勝手に破壊することは道義的に許されない。美術館に展示された作品も公共の存在であるにもかかわらず、所有権を主張してそこから無暗に奪ってよいのだろうか。顛末を知ったアデーレ夫人はあの世で嘆いているにちがいない。

フジタの未亡人が起こした裁判では、一巻に白黒の参考図版を載せたことが著作権違反とされ、小学館の「原色現代日本の美術」という大部の美術全集自体が販売できなくなった。

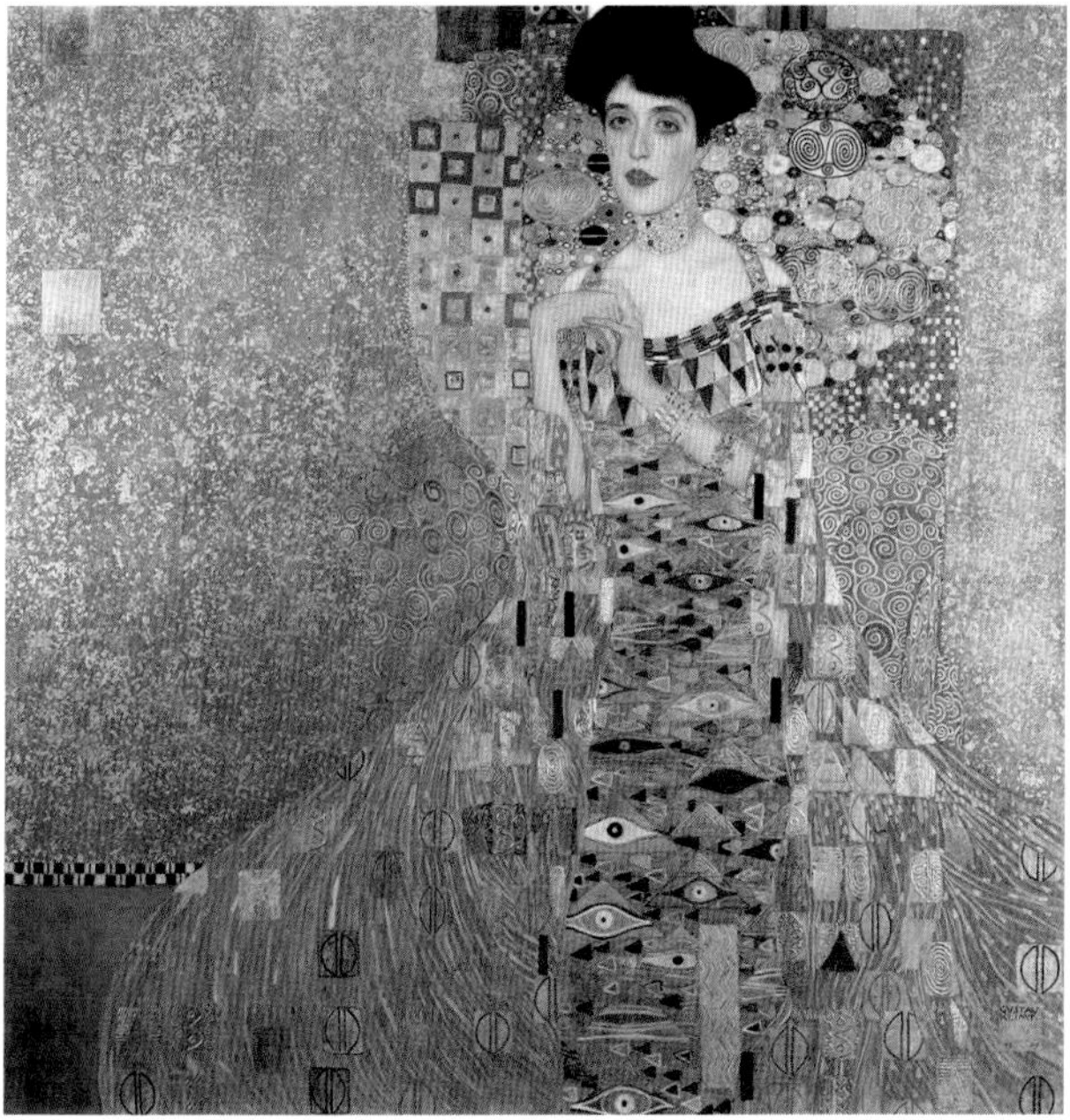

図7-25　クリムト《アデーレ・ブロッホ＝バウアーの肖像Ⅰ》
1907年　ニューヨーク、ノイエ・ガレリエ

この全集は日本近代美術のはじめての体系的な全集で、学術的価値も高かったが、この判決のせいでほとんど流通せず、稀覯書《きこうしょ》となってしまっている。著作権者の言い分ばかりを鵜呑みにした判決が誤っていたとしか思えない。

また、日本のみの悪弊として、寺社の所蔵する作品の図版を掲載する際には寺社の許可をえなければならないという暗黙の決まりがある。とうに著作権の切れた仏像や書画も、印刷物に掲載するには所有者の許可が必要であり、多くの場合安くない使用料を支払うことになっている。一部の私立美術館もそのような決まりをもっている。日本では著作権法には存在しない所有者の権利がなぜか尊重されているのだ。そのせいで、日本美術史の学術論文の多くはいまだにネットで公開できない状態となっており、学問の発展を妨げている。

美術の著作権は守られなければならない。だが、美術作品の公共性も同じほど守られるべきであろう。

フィリピンの近代美術

一九九七年、福岡市美術館など国内三会場で「東南アジア―近代美術の誕生」展が開かれ、東南アジア諸国から多くの作品が集められてそれぞれの近代美術を比較することができた。そのとき、フィリピンの油彩画のレベルの高さが際立っており、やはり三百年以上の長きにわたってスペインに支配されていたからであろうと納得した覚えがある。

先に見たように、フィリピンはアジア唯一のキリスト教国であり、その美術は長らく教会芸術が主流であった。しかし、スペイン植民地下の十九世紀に西洋の美術の概念が伝えられ、一八二一年に「素描学校」が設立され、さらに一八五五年に美術アカデミーが設立された。さらに有能な若者は宗主国スペインに留学し、マドリードのサン・フェルナンド王立美術アカデミーで学ぶようになる。

一八八四年、マドリードの官展で二人のフィリピンの画家フアン・ルナが金メダル、フェリックス・イダルゴが銀メダルを受賞するという快挙があり、フィリピンの美術界に大きな自信を与えた。彼らはフィリピン独立運動の父ホセ・リサールの友人でもあり、愛国心とと

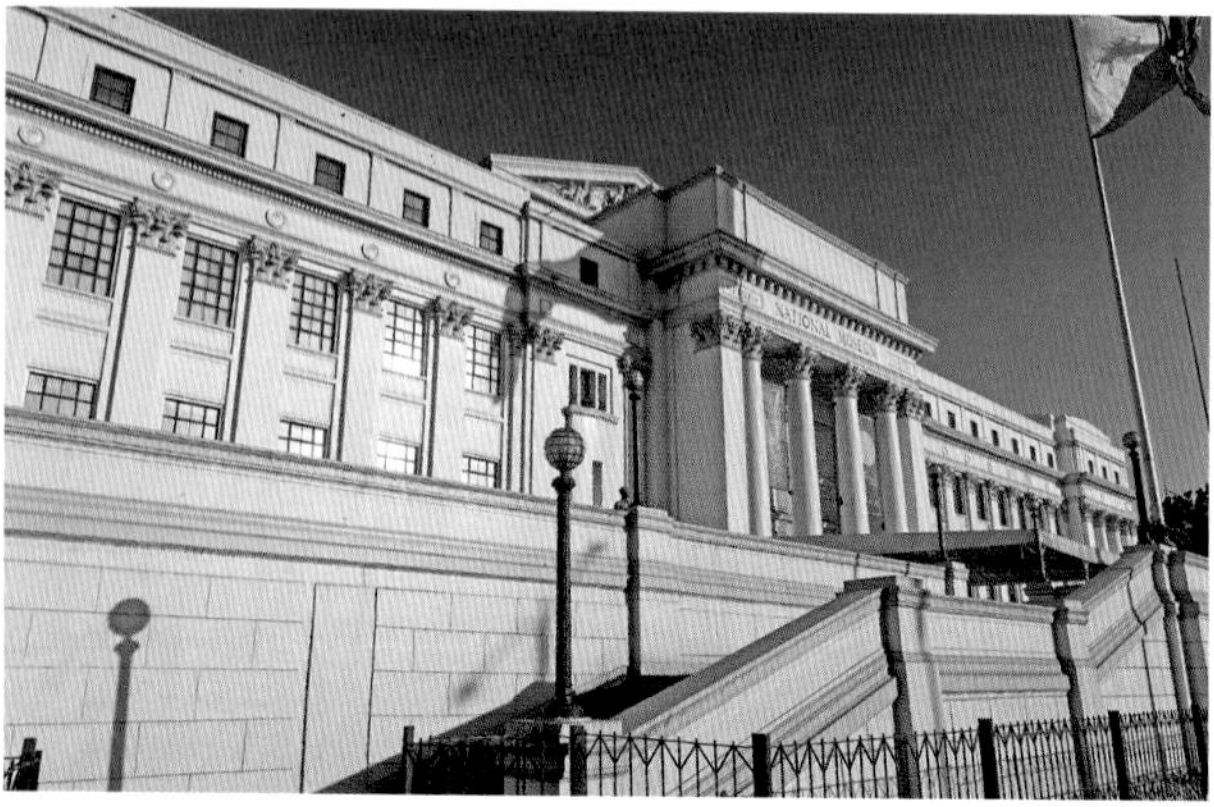

図 7-26　マニラ、フィリピン国立美術館

もに祭り上げられ、フィリピン近代美術の父とされている。ルナはその後パリに滞在して制作し、日本にも旅行して多くの作品を描いたが、結局このデビュー作を超える作品は生み出さずに早世した。

　ルナの受賞作《スポリアリウム》は、闘技場の地下で死んだ剣闘士が引きずられている情景を描いた大作で、当時の西洋で流行していたロマン主義的な歴史画であったが、その迫真的な描写力は比類がない。

　マニラにあるフィリピン国立美術館（図7-26）は、フィリピンの美術を概観するには絶好の施設である。玄関から入るとすぐに大きなホールにこの《スポリアリウム》が展示してあり、非常に印象的である。まさにこの

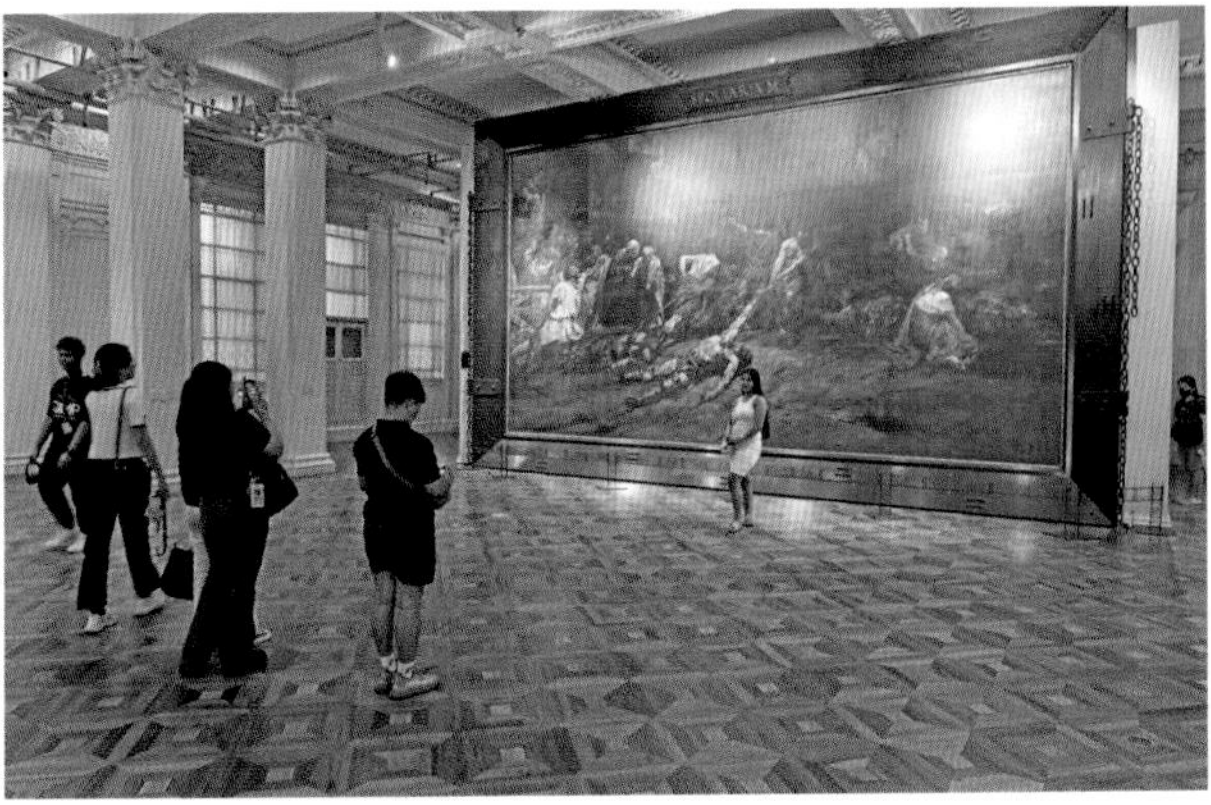

図 7-27　フアン・ルナ《スポリアリウム》の前で
マニラ、フィリピン国立美術館

大作がフィリピン美術を代表する国民的名作であることを示しており、観客はみな絵の前で記念写真を撮っていた（図7-27）。

その後のフィリピンはスペインからアメリカの支配下に移り変わるが、二十世紀初頭、フィリピン大学美術学部ができ、美術教育が本格化して多くの美術家を輩出するようになる。同時にフランスの写実主義の影響によって、古典的な歴史画よりもフィリピンの現実や生活を描く風俗画や風景画が流行する。その傾向を代表するのがフェルナンド・アモルソロである。彼もスペインに留学したが、そこでベラスケスの冷静な観察眼や瞬間を切り取るような描写に感銘を受け、帰国後それによってフィリピンの農村を描くようになった

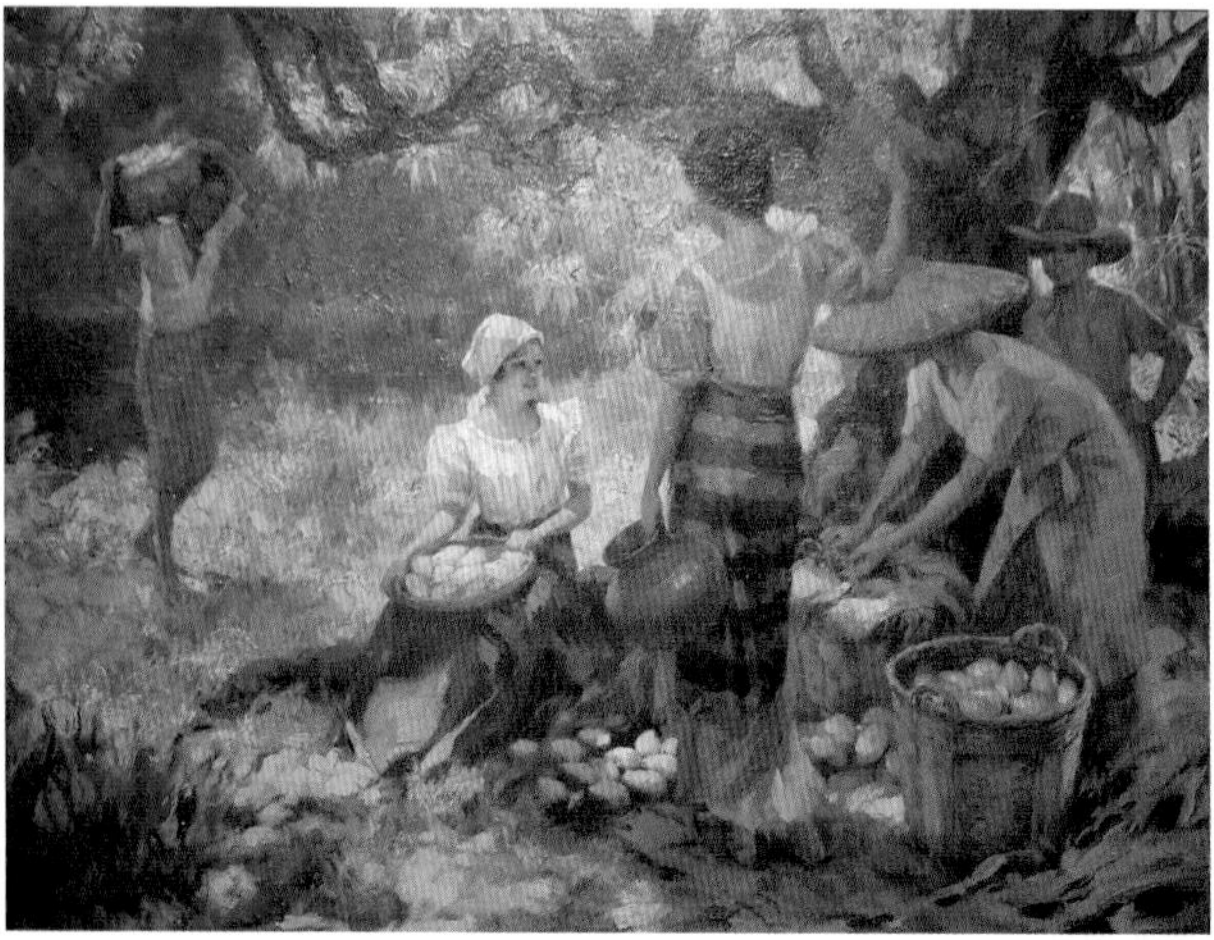

図 7-28　フェルナンド・アモルソロ《マンゴーの樹下》
1935年　マニラ、フィリピン国立美術館

（《マンゴーの樹下》図7-28）。国立美術館でも彼の一連の風俗画は小品ながら味わい深く、目をひいた。

やがて太平洋戦争が起こると日本がフィリピンに進駐し、終戦時に米軍との激しい戦闘によってマニラは廃墟となった。アモルソロはそのときの戦火や廃墟も冷徹に描いている。戦後は政治家や名士の肖像画を多く描き、フィリピンを代表する画家となった。

二十世紀のフィリピンには他の国と同じくキュビスムに代表されるモダニズムの流れもあり、現代美術もさかんである。アモルソロに代表されるフィリピンの近代美術は日本でも福岡アジア美術館に収蔵されているが、フィリピン国立美術館に行くと、膨大な展示作品によってより大きな文脈で理解することができる。日本でも、日本の美術史を一望できる東京国立博物館と東京国立近代美術館があるが、そのような美術館がない国は多い。このような施設があることが、その国の文明度というか、芸術文化への理解度を表しているように思う。フィリピンはその点において第一級の国である。

あとがき

本書は、前著『欲望の美術史』『美術の誘惑』『美術の力』『名画の生まれるとき』（いずれも光文社新書）と同じく、私が十年以上前から毎月『産経新聞』夕刊に連載している「欲望の美術史」の記事を中心に構成したものである。本書は二〇二一年九月から二四年六月までのほぼ三年間の記事を中心に、別の媒体に載せた記事や新たに書き下ろした原稿を加えたものである。『産経新聞』の連載以外の初出は以下の通りだが、いずれも大幅に加筆修正して再構成している。

・群像表現から見る人々の営み――『美術の窓』四六九号、二〇二二年十月号
・戦争と美術――『日本経済新聞』二〇二三年三月二十五日
・アンディ・ウォーホルの評価――MON ONCLE（ネット記事）二〇二二年九月
・ホックニーの新作と画文集――『週刊読書人』二〇二二年四月十五日
・美術における光――『美術の窓』四七九号、二〇二三年八月号

・美術と訴訟――『北日本新聞』など地方新聞十五紙　二〇二三年六月
・カラヴァッジョとアメリカの美術館――MON ONCLE（ネット記事）二〇二二年二月
・消えゆくヌード彫刻――『筑摩』六三五号、二〇二四年二月号

長く続いたコロナ禍もようやく終息し、美術館も美術展も以前のようににぎわうようになった。本書で取り上げた展覧会の多くは、コロナ禍の最中からそれが明けるころに各地の美術館で開催されたものである。

コロナ禍が明けたとはいえ、近年の輸送費や保険料の高騰によって、海外から美術作品を輸送してくるには莫大な経費がかかるようになってしまい、かつてのように派手な宣伝とともに開催される大規模な展覧会はめっきり減った。開催しても入場料は二千円を超えることが普通になっている。さらに戦後の美術ブームを牽引してきたデパートは次々に閉店し、主催者であるテレビ局や新聞社といった大手マスコミも凋落《ちょうらく》しつつある。また、物価上昇と円安が激しくなり、紛争もあって海外にはかつてほど気楽に行けなくなっている。前著『美術の力』でエルサレムの印象を書いたイスラエルも、『名画の生まれるとき』でその地で見た美術について書いたロシアも行けなくなってしまった。

美術というものは実際に見ることが何よりも大切なため、私は美術史の学生たちに、欧米の美術館や教会に行くことをつねに勧めてきたが、このような事態になって困っている。私などは美術の重要な国にはすでにほとんど行ったので、もう一生行けなくても我慢できるのだが、まだ行ったことのない若い人たちには無理してでも行って見てきてほしいと願っている。

一方で、ネットはますます充実し、YouTubeなどには見るだけで海外に行った気分にさせられる旅行動画も多い。それでさらにわざわざ海外に行かなくなる風潮が強まってしまっているようだ。実際に現地で作品を見ることが困難になったことで、戦後徐々に高まってきた日本における西洋美術の人気は、今後は陰っていくかもしれない。そしてこうしたことは美術館の企画や美術史研究にも影を落とすことになろう。

もっとも、海外とちがって国内には気軽に行ける魅力的な寺社や美術館が山ほどある。私も近年は国内ばかり旅行しており、地方の歴史や文化に一層惹かれるようになった。有名な観光地は外国人観光客でごった返しているが、この際、海外よりも国内の様々な文化に目を向けるのもよいのではないだろうか。

しかし、海外にはめったに行けないからこそ、かえってあこがれや興味が高まるようになるのかもしれない。江戸期の蘭学者や洋風画家、あるいは戦前の洋画家のように、強いあこがれが旺盛な創作意欲に結びついた例もある。問題なのは、ネットや複製画像のみによる鑑賞体験があたりまえになってしまうことで、やはり美術作品を現地で実際に見ることの重要さを主張していきたい。名画の力とは、現場で作品に向き合ったときこそ発揮されるものなのだ。実際に対面することが大事なのは、美術も人も同じである。

末筆ながら、長年連載を支えてくださっている産経新聞編集委員の正木利和氏に感謝したい。また、前著と同じく本書を企画して構成を考えてくださり、多忙の中、的確な判断によってまとめてくださった光文社新書編集長の小松現氏には感謝してやまない。

本書を、十一周忌を迎える娘の麻耶に捧げたい。

梅雨晴の宮島の鳥居に遺骨撒く

二〇二四年初夏

宮下規久朗

本文デザイン　板倉　洋

宮下規久朗（みやしたきくろう）

1963年愛知県名古屋市生まれ。美術史家、神戸大学大学院人文学研究科教授。東京大学文学部美術史学科卒業、同大学院修了。『カラヴァッジョ——聖性とヴィジョン』（名古屋大学出版会）でサントリー学芸賞などを受賞。他の著書に、『食べる西洋美術史』『ウォーホルの芸術』『美術の力』『名画の生まれるとき』（以上、光文社）、『モチーフで読む美術史』『日本の裸体芸術』『聖母の美術全史』（以上、筑摩書房）、『闇の美術史』『聖と俗』『ヴェネツィア』（以上、岩波書店）、『バロック美術』（中央公論新社）、『そのとき、西洋では』（小学館）など多数。

名《めい》画《が》の力《ちから》

2024年7月30日初版1刷発行

著　者 —— 宮下規久朗

発行者 —— 三宅貴久

装　幀 —— アラン・チャン

印刷所 —— 堀内印刷

製本所 —— ナショナル製本

発行所 —— 株式会社光文社
東京都文京区音羽1-16-6（〒112-8011）
https://www.kobunsha.com/

電　話 —— 編集部03（5395）8289　書籍販売部03（5395）8116
制作部03（5395）8125

メール —— sinsyo@kobunsha.com

ISBN 978-4-334-10378-1

1308

中高生のための「探究学習」入門
テーマ探しから評価まで

中田亨

仮説を持て、さらば与えられん！　アイデアの生み出し方、調査や実験の進め方、結果のまとめと成果発信、安全や倫理等を具体的にガイド。研究者の卵や大人にも探究の面白さを伝える。

978-4-334-10293-7

1309

世界の富裕層は旅に何を求めているか
「体験」が拓くラグジュアリー観光

山口由美

旅に大金を投じる世界の富裕層が求めるものは？　彼らの旅のスタンダードとは？　近年のラグジュアリー観光を概観し、安心や快適さではない、彼らが求める「本物の体験」を描き出す。

978-4-334-10294-4

1310

生き延びるために芸術は必要か

森村泰昌

歴史的な名画に扮したセルフポートレイト作品で知られ、「私」の意味を追求してきた美術家モリムラが、「芸術」を手がかりに「生き延びること」について綴ったM式・人生論ノート。

978-4-334-10295-1

1311

組織不正はいつも正しい
ソーシャル・アバランチを防ぐには

中原翔

燃費不正、不正会計、品質不正、軍事転用不正……。組織不正はなぜあとを絶たないのか——。気鋭の経営学者が、組織をめぐる「正しさ」に着目し、最新の研究成果を踏まえて考察する意欲作。

978-4-334-10322-4

1312

経営の力と伴走支援
「対話と傾聴」が組織を変える

角野然生

経営者との「対話と傾聴」を通じ、自立的な企業変革への道筋をつける「伴走支援」の枠組みを、第一人者の実践を基に示す。南山大学教授・中村和彦による、組織開発の視点での解説を収録。

978-4-334-10324-8

光文社新書

1313

英語ヒエラルキー

グローバル人材教育を受けた学生はなぜ不安なのか

佐々木テレサ
福島青史

英語で授業をするEMIプログラム。学部卒業生に日本語や承認の不安を覚える人が出ている。聞き取りを基に内実と問題点を提示。指導教員が多言語話者成長の苦悩と対策を解説。

978-4-334-10325-5

1314

ナショナリズムと政治意識

「右」「左」の思い込みを解く

中井遼

政治的な左右と結びつけられがちなナショナリズムの概念を政治学の知見と国際比較からとらえなおし、日本人の政治意識が世界においてどれだけ普遍的もしくは特殊なものであるか検討する。

978-4-334-10323-1

1315

電車で怒られた！

「社会の縮図」としての鉄道マナー史

田中大介

「バッグが当たってんだよ！」。時に些細なことで殺伐とする電車内。なぜ人は電車でイラついてしまうのか？「車内の空気」の変遷を丹念にたどり、その先にある社会までを見通す一冊。

978-4-334-10351-4

1316

なぜBBCだけが伝えられるのか

民意、戦争、王室からジャニーズまで

小林恭子

大戦による「危機」、政権からの「圧力」、そして王室との「確執」まで――。報道と放送の自由のために、メディアは何と向き合ってきたのか？　在英ジャーナリストと辿る「BBCの一〇〇年」。

978-4-334-10352-1

1317

「ふつうの暮らし」を美学する

家から考える「日常美学」入門

青田麻未

家の中の日常に「美」はあるか？　椅子、掃除、料理、地元、ルーティーンを例に、若手美学者が冴えわたる感性で切り込む。「美学」の中でも新しい学問領域、「日常美学」初の入門書。

978-4-334-10353-8

1318

フランス　26の街の物語

池上英洋

フランスの魅力は豊かな個性をもつそれぞれの街にある――。美術史家が、人、芸術、歴史、世界遺産の観点から厳選した26の街を訪ね歩き、この国がもつ重層性と多面性を、新視点で綴る。

978-4-334-10354-5

1319

等身大の定年後

お金・働き方・生きがい

奥田祥子

再雇用、転職、フリーランス、NPO法人などでの社会貢献活動、そして管理職経験者のロールモデルに乏しい女性の定年後に焦点をあて、あるがままの〈等身大〉の定年後を浮き彫りにする。

978-4-334-10375-0

1320

日本の政策はなぜ機能しないのか？

EBPM《エビデンスに基づく政策》の導入と課題

杉谷和哉

データやファクトに基づき政策を作り、適切に評価する。当たり前のことのようで、これが難しい。その背景を公共政策学の知見から分析し、「政策の合理化」を機能させる条件を考える。

978-4-334-10376-7

1321

日本の古代とは何か

最新研究でわかった奈良時代と平安時代の実像

有富純也 編　磐下徹

十川陽一

黒須友里江

手嶋大侑　小塩慶

国家や地方は誰がどう支配していたのか？　藤原氏は権力者だったのか？「唐風文化から国風文化へ」は本当？　受領は本当に悪吏だったのか？…気鋭の研究者らが新たな国家像に迫る。

978-4-334-10377-4

1322

名画の力

宮下規久朗

名画の力とは、現場で作品に向き合ったときこそ発揮されるものなのだ――。伝統の力から現代美術、美術館まで。七つのテーマで美術の魅力をより深く味わう極上の美術史エッセイ。

978-4-334-10378-1